LES BOLS ARC-EN-CIEL DE JOIE

Nourrissez votre corps avec 100 bols colorés et riches en nutriments

Maria Caron

Matériel protégé par le droit d'auteur ©2024

Tous droits réservés

Aucune partie de ce livre ne peut être utilisée ou transmise sous quelque forme ou par quelque moyen que ce soit sans le consentement écrit approprié de l'éditeur et du propriétaire des droits d'auteur, à l'exception de brèves citations utilisées dans une critique. Ce livre ne doit pas être considéré comme un substitut à un avis médical, juridique ou autre conseil professionnel.

TABLE DES MATIÈRES

TABLE DES MATIÈRES..3
INTRODUCTION..7
BOLS DE FRUITS ARC-EN-CIEL...9
1. BOL DE PASTÈQUE À LA NOIX DE COCO........................10
2. BOL D'AÇAÍ VITAMIN BOOST..12
3. BOL DE SMOOTHIE TROPICAL AUX BAIES DE GOJI....14
4. BOL DE SMOOTHIE AUX CERISES ET À L'AÇAÍ.............16
5. BOL D'AÇAÍ À LA MOUSSE DE MER...................................18
6. BOL AÇAÍ MANGUE MACADAMIA.......................................20
7. BOL D'AÇAÍ BRÉSILIEN FLOWER POWER.......................22
8. BOLS DE PETIT-DÉJEUNER AU QUINOA ET À LA NOIX DE COCO.........24
9. BOL D'AÇAÏ À LA NOIX DE COCO.......................................26
10. AÇAÏ BOL DE BAIES AVEC INFUSION DE CITRONNELLE.........28
11. BOL DE KIWI À LA NOIX DE COCO...................................30
12. BOL DE CERISES À LA NOIX DE COCO..........................32
13. BOL D'AÇAÍ AVEC MICROPOUSSES DE CHOU............34
14. AÇAÍ BOWL AUX NOIX DU BRÉSIL P..............................36
15. AÇAÏ BOL DE BAIES À LA GRENADE..............................38
16. BOL À MATCHA VERT...40
17. BOL D'AÇAÍ À LA BANANE ET À LA NOIX DE COCO....42
18. BOL DE FRUITS AU FROMAGE COTTAGE.....................44
19. BOL DE SMOOTHIE AUX BAIES ET À LA NOIX DE COCO........46
20. BOLS DE GOJI À LA COURGE..48
21. BOL DE YAOURT AUX SUPERALIMENTS GOJI............50
22. BOL DE SMOOTHIE AUX BAIES DE GOJI......................52
23. BOL DE BAIES DE NOIX DE COCO...................................54
24. BOL DE BAIES DE BOUDDHA...56
25. BOL DE YAOURT AUX BAIES DE GOJI............................58

26. BOL DE PÊCHES À LA NOIX DE COCO...60
27. BOL DE CHOCOLAT BOUDDHA...62
28. BOL DE POUDING AU CHIA ET AUX BAIES DE GOJI................................64
29. BOL DE BANANES PITAYA..66
30. BOL D'ANANAS ET DE NOIX DE COCO..68
31. BOL DE YAOURT AUX FRUITS DU DRAGON ET GRANOLA....................70
32. SALADE DE FRUITS DU DRAGON ET KIWI..72
33. BOL DE BAIES PITAYA..74
34. BOL VERT PITAYA..76
35. BOL D'AVOCAT VERT...78
36. BOL DE PAPAYE ET DE NOIX DE COCO..80
37. BOL TROPICAL BOUDDHA..82
38. BOL DE BEURRE DE CACAHUÈTE BOUDDHA...84
39. BOL DE MANGUE ET DE NOIX DE COCO..86
40. BOLS DE PETIT-DÉJEUNER FARRO À TARTE AUX POMMES.................88
41. BOLS DE TABOULÉ À LA GRENADE ET AU FREEKEH.............................90
42. BOLS DE PAPAYE À LA VITAMINE C...92
43. BOL DE FLOCONS D'AVOINE AUX BAIES DE GOJI..................................94
44. BOL D'AÇAÍ VERT AVEC FRUITS ET BAIES..96
45. BOL VERT BOUDDHA..98
46. BOL DE FRUITS GREEN POWER...100
47. BOL DE BANANES AU BEURRE DE CACAHUÈTE....................................102
48. BOL DE PROTÉINES AU CHOCOLAT..104
49. BOL DE BAIES DE TOFU...106
50. BOL DE FRUITS DE LA DÉESSE VERTE..108
SALADE DE FRUITS ARC-EN-CIEL...110
51. SALADE DE FRUITS EXOTIQUES...111
52. SALADE DE FRUITS FESTIVE..113
53. SALADE DE FRUITS EN HIVER...115
54. SALADE CRÉMEUSE DE FRUITS TROPICAUX..117
55. SALADE DE FRUITS À LA PHILIPPINE...119

56. HAUPIA AVEC SALADE DE FRUITS EXOTIQUES	121
57. SALADE DE FRUITS AMBROSIA	124
58. SALADE DE FRUITS À LA VINAIGRETTE À LA MENTHE	126
59. SALADE DE FRUITS DU SRI LANKA	128
60. SALADE DE FRUITS MIMOSA	130
61. SALADE DE FRUITS MOJITO	132
62. SALADE DE FRUITS MARGARITA	134
63. SALADE DE RIZ AUX FRUITS ET AUX NOIX	136
64. SALADE DE FRUITS AUX NOIX	138
65. SALADE DE PARFAITS AUX FRUITS	140
BOLS À SALADE VÉGÉ ARC-EN-CIEL	142
66. SALADE ARC-EN-CIEL	143
67. SALADE DE CAPUCINES ET RAISINS	146
68. SALADE DE PENSÉES	148
69. SALADE VERTE AUX FLEURS COMESTIBLES	150
70. SALADE D'ÉTÉ AU TOFU & FLEURS COMESTIBLES	152
POKE BOLS ARC-EN-CIEL	155
71. POKE BOWL AUX FRUITS DU DRAGON ET AU SAUMON	156
72. AHI POKE HAWAÏEN	158
73. POKE BOWLS AU THON ET À LA MANGUE	160
74. POKE BOWL AU THON ÉPICÉ	163
75. POKE BOWL AU SAUMON SHOYU ET MAYONNAISE ÉPICÉE	166
76. POKE BOWLS D'IMITATION DE CRABE DE CALIFORNIE	169
77. POKE BOWLS DE CRABE ÉPICÉ	171
78. POKE BOWLS CRÉMEUX AUX CREVETTES SRIRACHA	174
79. POKE BOWL AU POISSON ET AU WASABI	177
80. POKE BOWL AU THON AHI ÉPICÉ KETO	180
81. SAUMON ET KIMCHI AVEC MAYO POKE	183
82. POKE AU SAUMON ET AU KIMCHI	185
83. POKE BOWLS AU THON POÊLÉ	187
BOLS À SUSHI ARC-EN-CIEL	190

84. COUPES À SUSHI ORANGE..191
85. BOL DE SUSHI SAUTÉ..194
86. BOL DE SUSHI AUX ŒUFS, AU FROMAGE ET AUX HARICOTS VERTS......196
87. BOL DE SUSHI AUX PÊCHES..198
88. BOL À SUSHI RATATOUILLE..200
89. BOL DE SUSHI AU TOFU FRIT CROUSTILLANT............................202
90. BOL DE SUSHI À L'AVOCAT..205
BOLS BOUDDHA ARC-EN-CIEL..207
91. BOLS BROUILLÉS DE TOFU ET DE CHOUX DE BRUXELLES................208
92. BOLS NIÇOIS DE LENTILLES ET SAUMON FUMÉ..........................211
93. BOLS DE SAUMON FUMÉ ET DE NOUILLES SOBA.........................214
94. BOLS MAROCAINS DE SAUMON ET DE MILLET.............................216
95. BOLS DE CURRY THAÏLANDAIS À LA NOIX DE COCO......................219
96. BOLS DE SUSHI VÉGÉTARIENS..222
97. BOLS PUISSANTS DE FALAFEL AU CHOU-FLEUR...........................225
98. BOLS DE HARICOTS NOIRS ET CHORIZO..................................228
99. BOLS DE PETIT-DÉJEUNER CONGEE À LA MIJOTEUSE....................231
100. BOLS DE PETIT-DÉJEUNER AU SARRASIN ET AUX HARICOTS NOIRS.....234
CONCLUSION..236

INTRODUCTION

Bienvenue dans « LES BOLS ARC-EN-CIEL DE JOIE », une aventure culinaire qui transcende l'ordinaire et vous invite dans un monde où chaque couleur dans votre assiette est une promesse à la fois de nutrition et de pur délice. Dans une société souvent caractérisée par un rythme de vie rapide et des repas précipités, ces bols arc-en-ciel sont un phare de joie, une célébration du pouvoir nourrissant trouvé dans le spectre vibrant de la générosité de la nature.

Imaginez entrer dans une cuisine où les teintes vibrantes des produits frais créent une palette éblouissante, et où chaque ingrédient est un coup de pinceau dans la toile d'un repas sain. « Les Rainbow Bowls of Joy » ne sont pas seulement une collection de recettes ; ils sont une ode à la joie que procure l'adoption d'une gamme diversifiée d'ingrédients , chacun contribuant à votre bien-être d'une manière unique.

Dans ce livre de cuisine, nous embarquons pour un voyage à travers les saveurs et les couleurs, explorant la richesse nutritionnelle que chaque ingrédient apporte à la table. Chaque bol est un chef-d'œuvre culinaire, une symphonie de textures et de goûts qui non seulement rassasient votre appétit mais nourrissent également votre corps de l'intérieur.

Que vous soyez quelqu'un qui connaît bien le monde de l'alimentation saine ou un novice désireux d'explorer les possibilités d'une alimentation joyeuse, ce livre de recettes est votre guide. Ensemble, plongeons dans un monde où chaque bol est une fête, chaque ingrédient est une source de vitalité et chaque bouchée est un moment de pur bonheur.

Alors, avec un cœur ouvert et un appétit pour la couleur et la nutrition, laissez les pages de « LES BOLS ARC-EN-CIEL DE JOIE » être votre inspiration. Que votre cuisine soit remplie du dynamisme et de la bonté qui découlent de l'adoption d'un arc-en-ciel de saveurs. Place à une vie joyeuse, un bol coloré à la fois !

BOLS DE FRUITS ARC-EN-CIEL

1. Bol de pastèque à la noix de coco

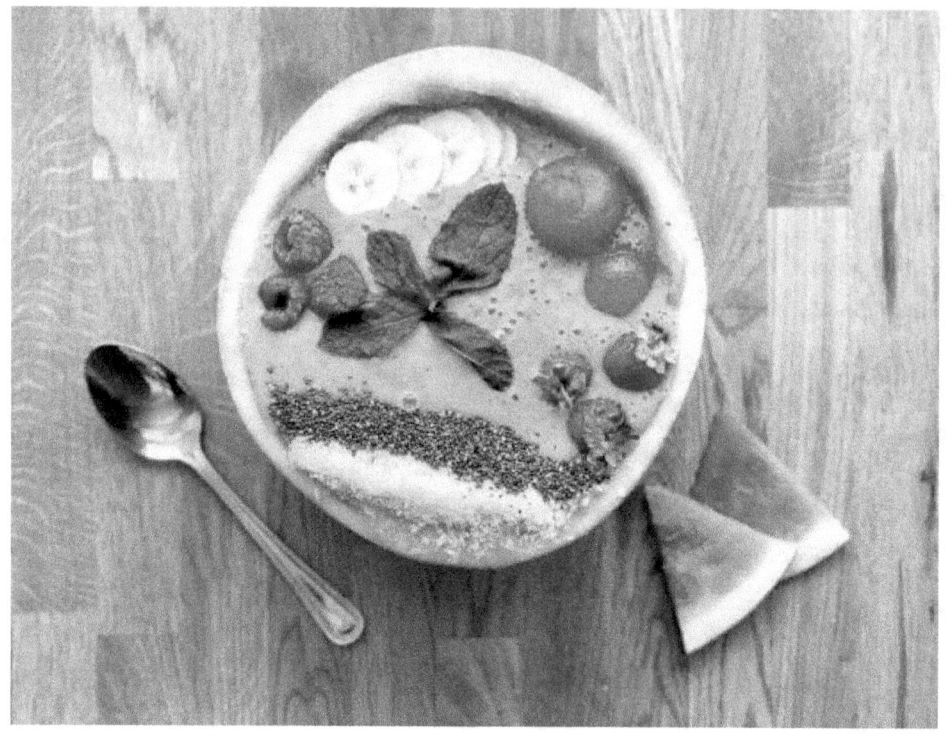

INGRÉDIENTS:
- 1 tasse de morceaux de pastèque surgelés
- 1/2 tasse de lait de coco
- 1/2 banane congelée
- 1 cuillère à soupe de feuilles de menthe
- Garnitures : tranches de banane, morceaux de pastèque fraîche, noix de coco râpée et granola.

INSTRUCTIONS
a) Mélangez les morceaux de pastèque surgelés, le lait de coco, la banane surgelée et les feuilles de menthe dans un mélangeur jusqu'à consistance lisse. Versez le mélange dans un bol et ajoutez les garnitures.

2. Bol d'Açaí Vitamin Boost

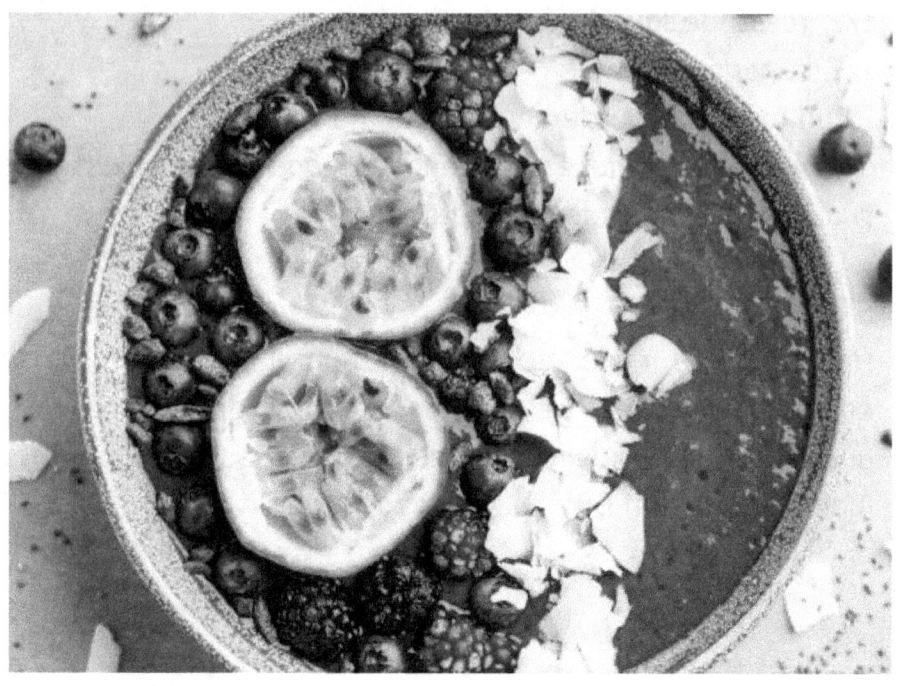

INGRÉDIENTS:
- $\frac{1}{2}$ purée d'açaï
- 1 tasse de bleuets
- $\frac{1}{2}$ avocat mûr
- 1 tasse d'eau de coco ou de lait végétal
- $\frac{1}{2}$ tasse de yaourt sans produits laitiers
- 1 cuillère à soupe de beurre de noix
- 1 cuillère à soupe d'huile de coco

INSTRUCTIONS
a) Mettez le tout dans un mixeur et dégustez.
b) Si vous souhaitez en faire un bol : ajoutez plus de purée d'Açaí et une banane surgelée.
c) Mélangez jusqu'à épaississement, versez dans un bol et garnissez de vos fruits frais préférés.

3. Bol de smoothie tropical aux baies de Goji

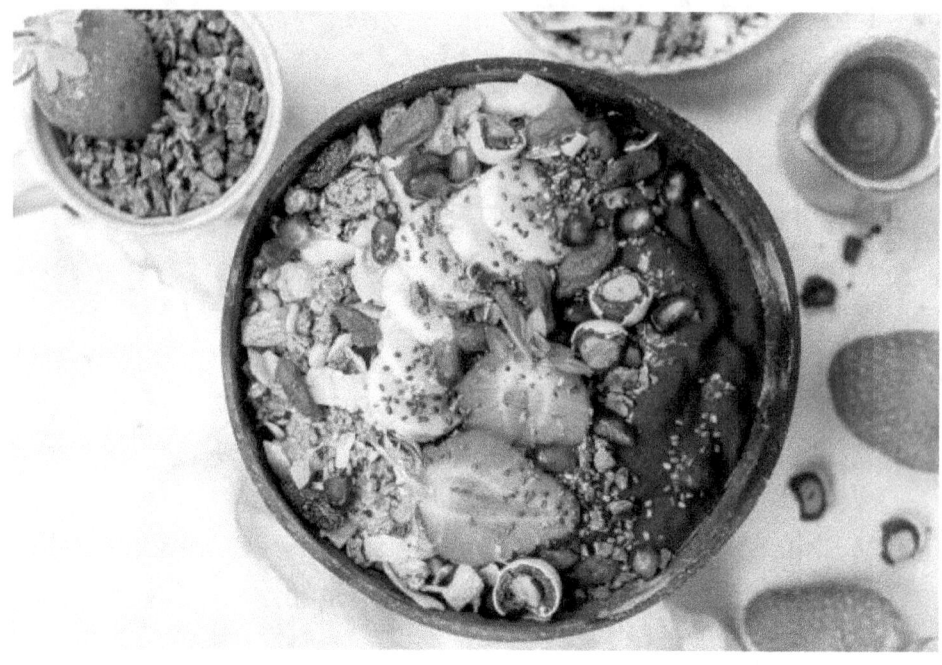

INGRÉDIENTS:
- 1 tasse de fruits tropicaux mélangés surgelés
- 1/2 banane congelée
- 1/2 tasse de lait de coco
- 1/4 tasse de baies de goji
- Garnitures : tranches de banane, baies fraîches, noix de coco râpée et granola.

INSTRUCTIONS
a) Mélangez le mélange de fruits tropicaux surgelés, la banane surgelée, le lait de coco et les baies de goji dans un mélangeur jusqu'à consistance lisse.
b) Versez le mélange dans un bol et ajoutez les garnitures.

4. Bol de smoothie aux cerises et à l'açaí

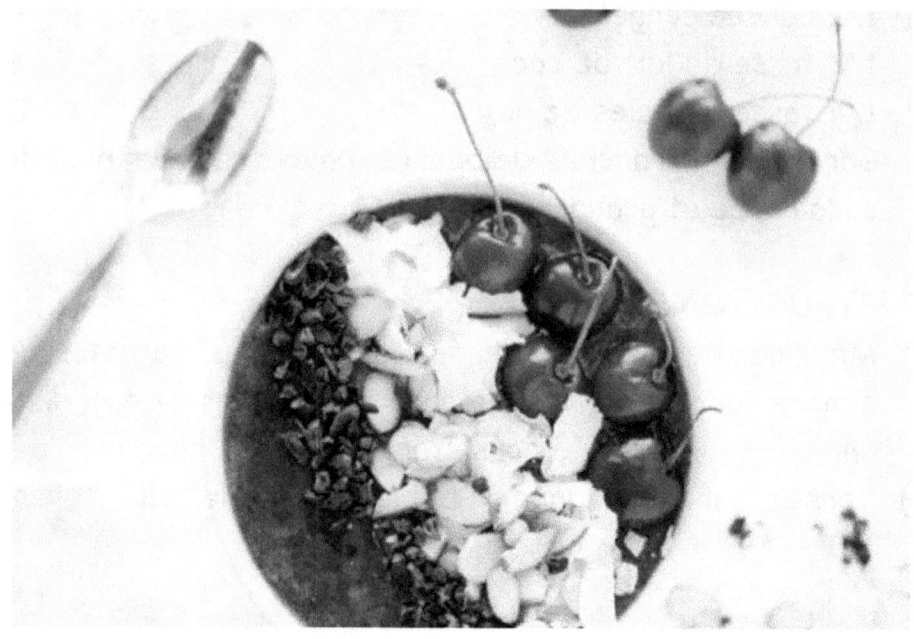

INGRÉDIENTS :
- 4 cuillères à soupe de yaourt à la noix de coco
- ½ tasse d'Açaí surgelé en cuillère
- 2 bananes, fraîches ou surgelées
- ½ tasse de cerises surgelées
- 1 cm de gingembre frais

Garnitures :
- Beurre de cajou
- Yaourt à la noix de coco
- Figues, tranchées
- Morceaux de chocolat noir
- Myrtilles
- Cerises

INSTRUCTIONS
a) Ajoutez d'abord votre yaourt à la noix de coco avant d'ajouter le reste des ingrédients dans le récipient de votre mixeur et fixez le couvercle.
b) Mélanger à puissance élevée pendant 55 secondes jusqu'à consistance crémeuse.
c) Versez dans votre bol de noix de coco préféré, superposez les garnitures et dégustez !

5. Bol d'açaí à la mousse de mer

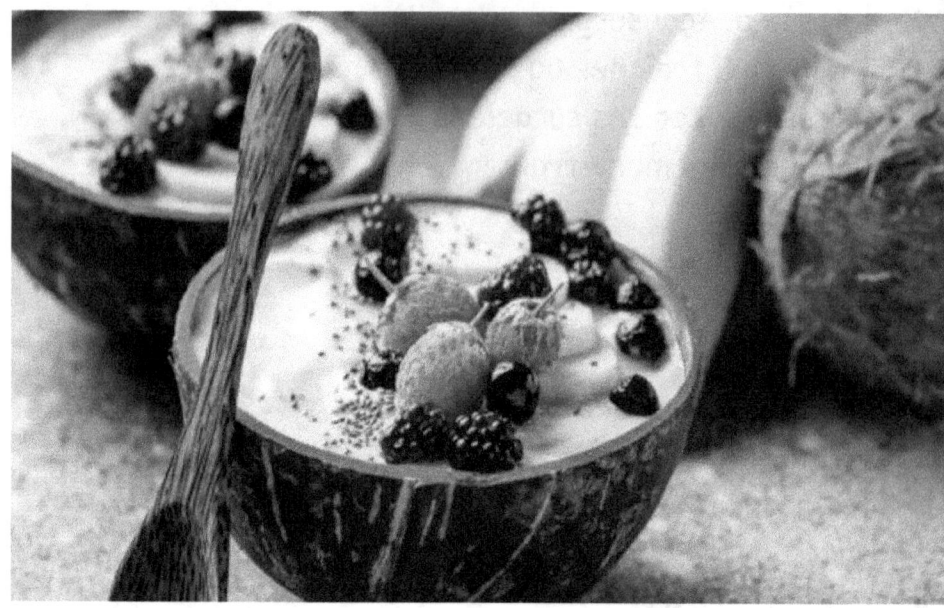

INGRÉDIENTS:
- Mousse de mer
- Purée de baies d'açaï
- ½ tasse de granola
- 2 cuillères à soupe de poudre de maca
- 2 cuillères à soupe de cacao en poudre
- 1 cuillère à soupe de beurre d'amande
- Fruits de votre choix
- Cannelle

INSTRUCTIONS
a) Mélangez vos ingrédients et ajoutez quelques fruits frais sur le dessus.
b) Apprécier.

6.Bol Açaí Mangue Macadamia

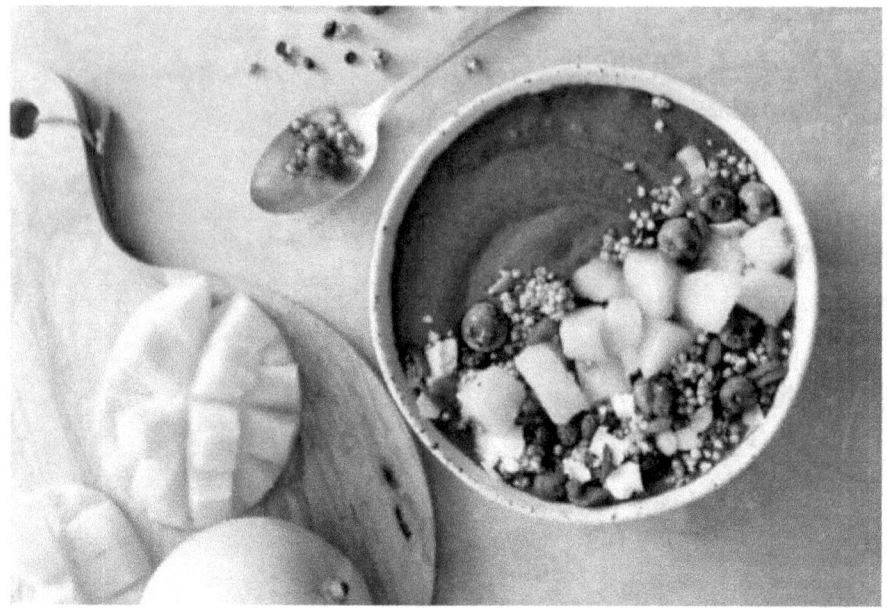

INGRÉDIENTS:
- $\frac{1}{2}$ purée d'açaï
- 1 banane congelée
- $\frac{1}{2}$ tasse de mangue surgelée
- $\frac{1}{4}$ tasse de lait de noix de macadamia
- Une poignée de noix de cajou
- 2 brins de menthe
- Garnitures : Mangue tranchée, Bananes tranchées, Tranches de noix de coco grillées

INSTRUCTIONS
a) Mélangez tous les ingrédients , garnissez et dégustez votre bol mangue macadamia Açaí !

7. Bol d'açaí brésilien Flower Power

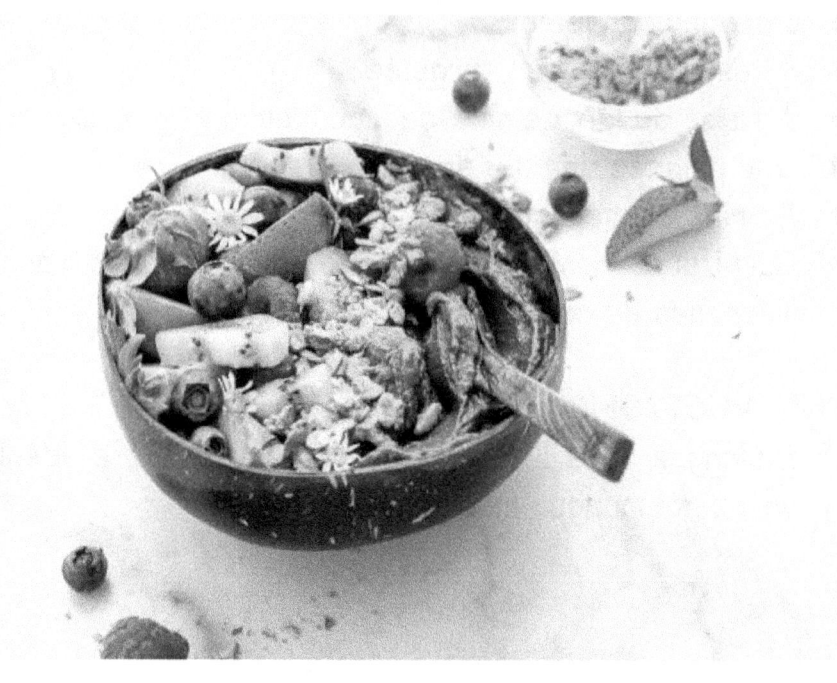

INGRÉDIENTS:
POUR L'AÇAÍ
- 200 g d'açaï surgelé
- ½ banane, congelée
- 100 ml d'eau de coco ou de lait d'amande

GARNITURE
- Granola
- Fleurs comestibles
- ½ banane, hachée
- ½ cuillère à soupe de miel brut
- Graines de grenade
- Noix de coco râpée
- Pistaches

INSTRUCTIONS
a) Ajoutez simplement votre açaí et votre banane dans un robot culinaire ou un mélangeur et mélangez jusqu'à consistance lisse.
b) Selon la puissance de votre machine, vous devrez peut-être ajouter un peu de liquide pour la rendre crémeuse. Commencez avec 100 ml et ajoutez-en si nécessaire.
c) Versez dans un bol, ajoutez vos garnitures et dégustez !

8. Bols de petit-déjeuner au quinoa et à la noix de coco

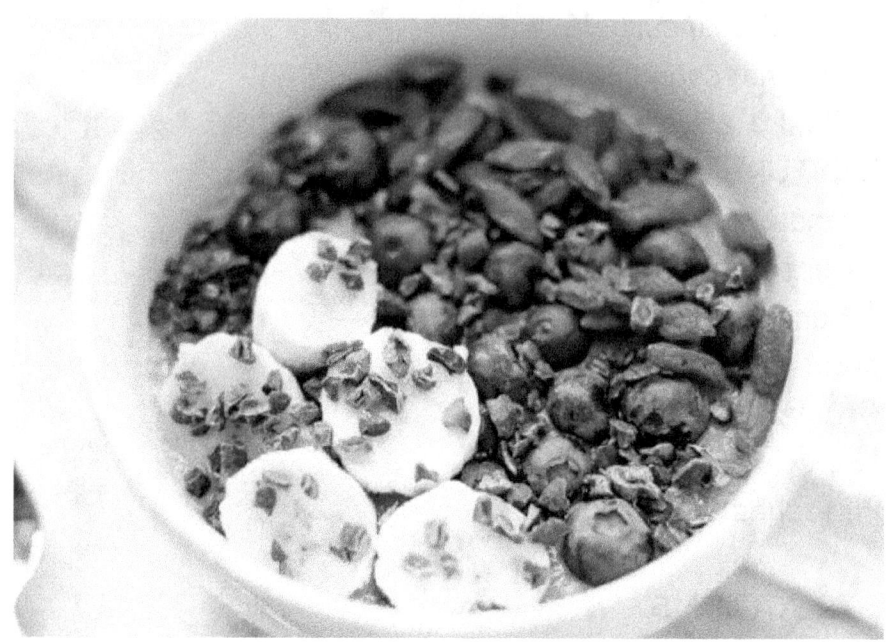

INGRÉDIENTS :
- 1 cuillère à soupe d'huile de coco
- 1½ tasse de quinoa rouge ou noir, rincé
- Boîte de 14 onces de lait de coco léger non sucré
- 4 tasses d'eau
- Sel de mer fin
- à soupe de miel, d'agave ou de sirop d'érable
- 2 cuillères à café d'extrait de vanille
- Yaourt à la noix de coco
- Myrtilles
- baies de Goji
- Graines de citrouille grillées
- Flocons de noix de coco grillés non sucrés

INSTRUCTIONS

a) Faites chauffer l'huile dans une casserole à feu moyen. Ajouter le quinoa et faire griller pendant environ 2 minutes, en remuant fréquemment. Incorporez lentement la boîte de lait de coco, l'eau et une pincée de sel. Le quinoa bouillonnera et jaillira au début mais se déposera rapidement.

b) Porter à ébullition, puis couvrir, réduire le feu à doux et laisser mijoter jusqu'à obtention d'une consistance tendre et crémeuse, environ 20 minutes. Retirer du feu et incorporer le miel, l'agave, le sirop d'érable et la vanille.

c) Pour servir, répartissez le quinoa dans les bols. Garnir de lait de coco supplémentaire, de yaourt à la noix de coco, de myrtilles, de baies de goji, de graines de citrouille et de flocons de noix de coco.

9. Bol d'açaï à la noix de coco

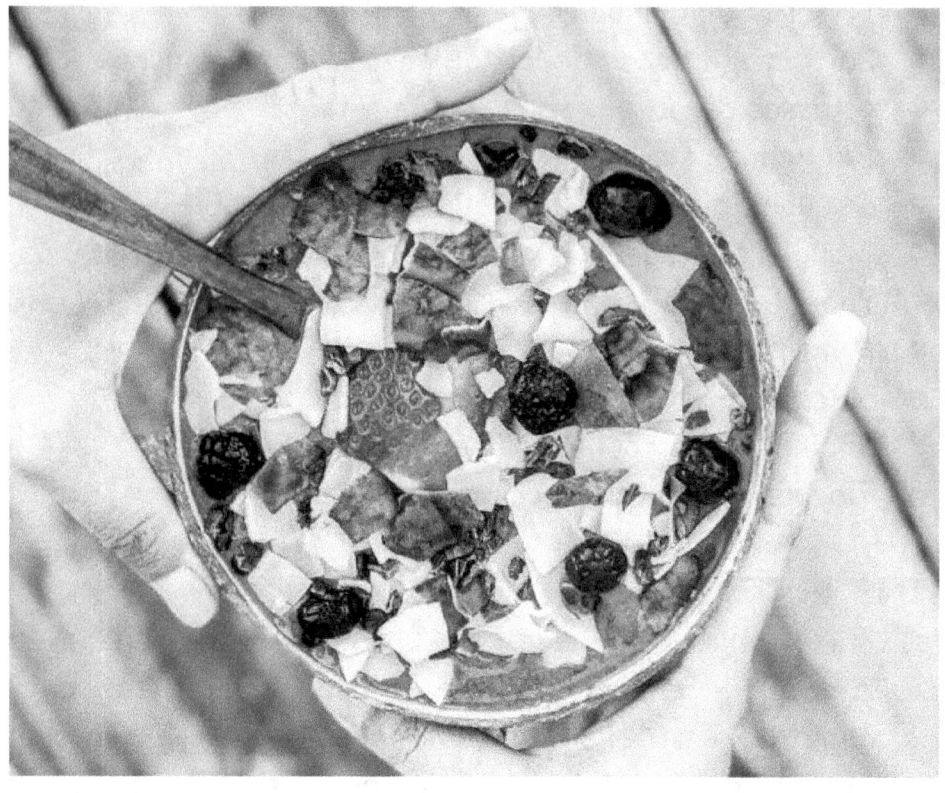

INGRÉDIENTS :
- 1 paquet de purée d'açai surgelée
- 1/2 banane congelée
- 1/2 tasse de lait de coco
- 1/4 tasse de bleuets surgelés
- 1 cuillère à soupe de miel
- Garnitures : tranches de banane, noix de coco râpée, granola et baies fraîches.

INSTRUCTIONS

a) Mélangez la purée d'açaï, la banane congelée, le lait de coco, les myrtilles et le miel dans un mélangeur jusqu'à consistance lisse.

b) Versez le mélange dans un bol et ajoutez les garnitures.

10. Açaï Bol de baies avec infusion de citronnelle

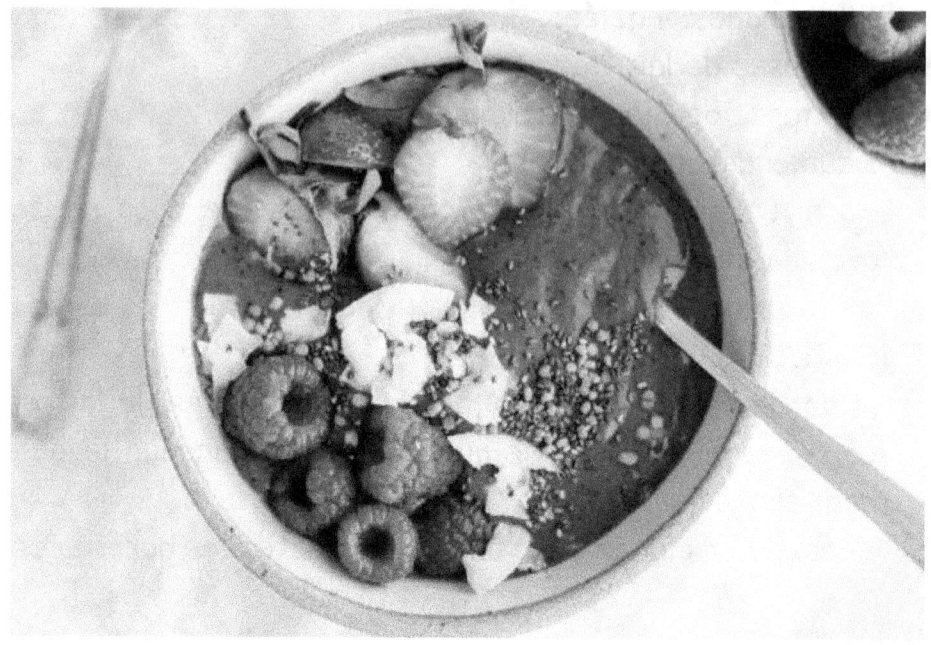

INGRÉDIENTS:

- 2 cuillères à soupe de framboises fraîches
- 2 cuillères à soupe de mûres fraîches
- 2 cuillères à soupe de myrtilles fraîches
- 2 cuillères à soupe de cassis frais
- 2 cuillères à café de poudre de baies d'Açaí
- 800 ml d'infusion de citronnelle, froide
- un peu d'eau minérale
- un trait de sirop d'érable ou une pincée de poudre de stevia

INSTRUCTIONS

a) Placez les baies fraîches et la poudre de baies d'Açaí dans un mixeur ou un robot culinaire, ajoutez l'infusion de citronnelle et mélangez jusqu'à obtenir une texture lisse et soyeuse.

b) Si nécessaire, ajoutez un peu d'eau minérale pour obtenir la consistance souhaitée.

11. Bol de kiwi à la noix de coco

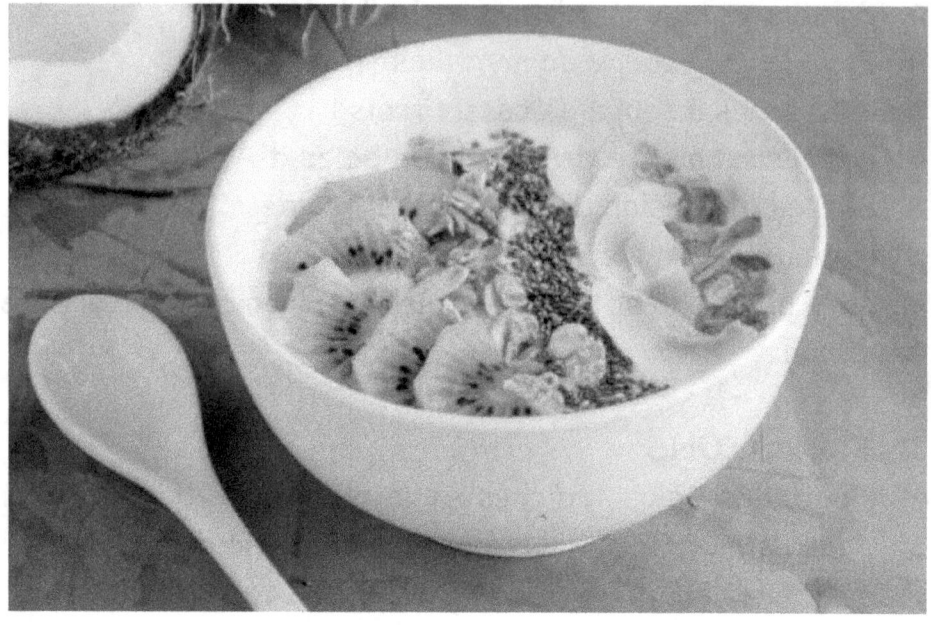

INGRÉDIENTS:
- 1/2 tasse de kiwi surgelé
- 1/2 tasse de lait de coco
- 1/2 banane congelée
- 1 cuillère à soupe de graines de lin
- Garnitures : tranches de banane, tranches de kiwi frais, noix de coco râpée et granola.

INSTRUCTIONS
a) Mélangez le kiwi surgelé, le lait de coco, la banane surgelée et les graines de lin dans un mélangeur jusqu'à consistance lisse.
b) Versez le mélange dans un bol et ajoutez les garnitures.

12. Bol de cerises à la noix de coco

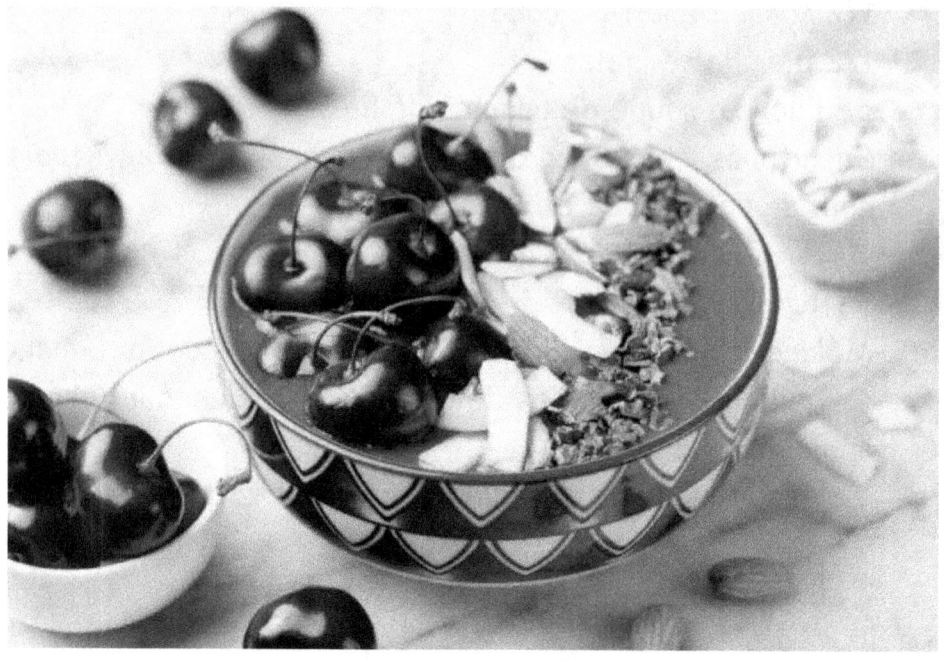

INGRÉDIENTS:
- 1/2 tasse de cerises surgelées
- 1/2 tasse de lait de coco
- 1/2 banane congelée
- 1 cuillère à soupe de grué de cacao
- Garnitures : tranches de banane, cerises fraîches, noix de coco râpée et granola.

INSTRUCTIONS
a) Mélangez les cerises surgelées, le lait de coco, la banane surgelée et les éclats de cacao dans un mélangeur jusqu'à consistance lisse.
b) Versez le mélange dans un bol et ajoutez les garnitures.

13. Bol d'açaí avec micropousses de chou

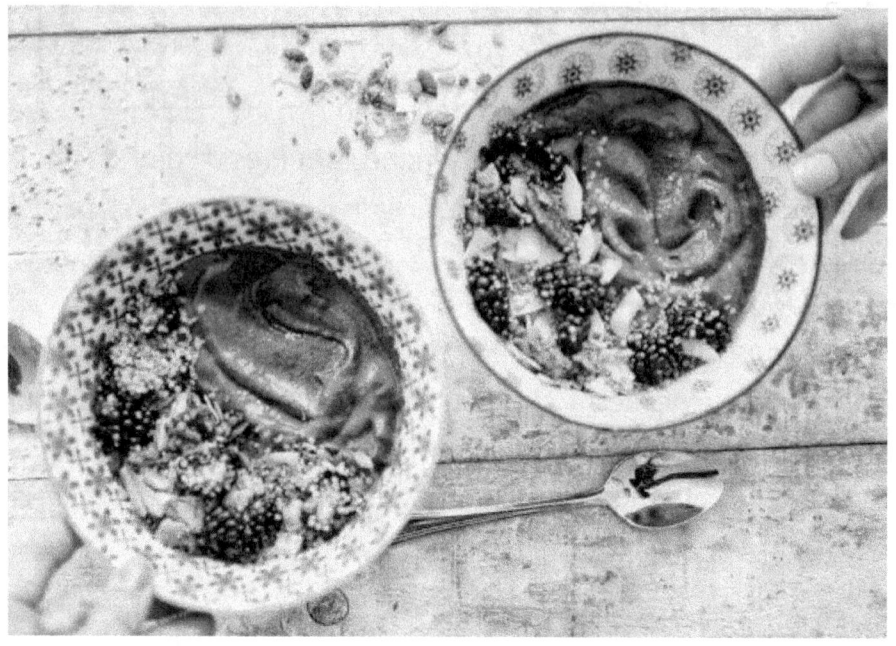

INGRÉDIENTS :
- ½ tasse de micropousses de chou
- 1 banane congelée
- 1 tasse de fruits rouges surgelés
- 4 cuillères à soupe de poudre d'Açaí
- ¾ tasse de lait d'amande ou de coco
- ½ tasse de yaourt grec nature
- ¼ cuillère à café d'extrait d'amande

GARNIR :
- Flocons de noix de coco grillés
- Fruits frais comme des tranches de pêches, des myrtilles, des framboises, des mûres, des fraises ou des cerises.
- Granola ou noix/graines grillées
- Un filet de miel

INSTRUCTIONS

a) Mélangez le lait et le yaourt dans un grand mélangeur à grande vitesse. Ajoutez les fruits surgelés Açaí, les micropousses de chou et l'extrait d'amande. Continuez à mélanger à feu doux jusqu'à consistance lisse, en ajoutant uniquement du liquide supplémentaire si nécessaire. Il doit être ÉPAIS et crémeux, comme de la glace !

b) Divisez le smoothie dans deux bols et garnissez-le de toutes vos garnitures préférées.

14. Açaí Bowl aux noix du Brésil p

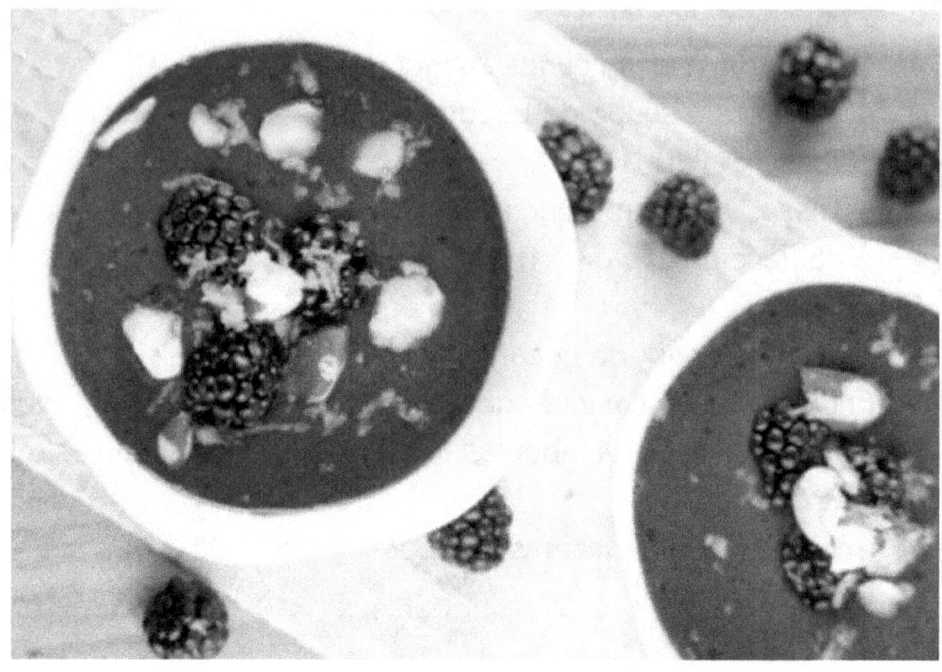

INGRÉDIENTS:

- ½ tasse de noix du Brésil
- 2 abricots trempés
- 1½ tasse d'eau
- 1 cuillère à soupe de poudre d'Açaí
- ¼ tasse de mûres, surgelées
- 1 pincée de sel

INSTRUCTIONS

a) Mélangez les noix du Brésil dans l'eau et passez-les au tamis métallique.

b) Mélanger avec tous les autres ingrédients .

15. Açaï Bol de baies à la grenade

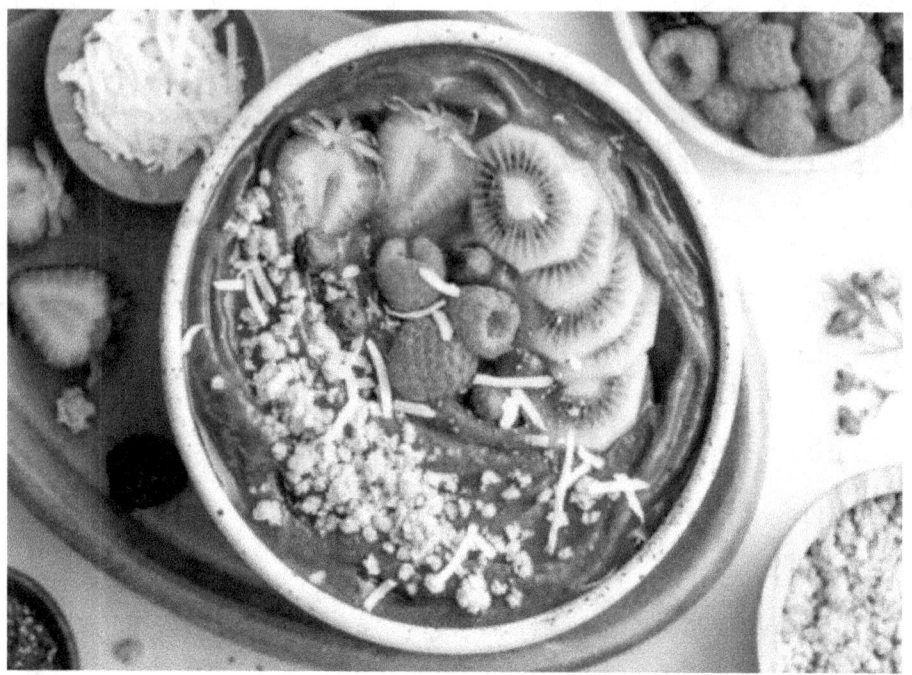

INGRÉDIENTS:
- 8 onces de purée d'Açaí surgelée, décongelée
- 1 tasse de framboises surgelées
- 1 tasse de bleuets surgelés
- 1 tasse de mûres surgelées
- 1 tasse de fraises surgelées
- ½ tasse de graines de grenade
- 1½ tasse de jus de grenade

INSTRUCTIONS
a) Mélangez l'Açaí, les framboises, les myrtilles, les mûres, les fraises et les graines de grenade dans un grand bol. Répartissez le mélange dans 4 sacs de congélation ziplock. Congeler jusqu'à un mois, jusqu'au moment de servir.

b) Placez le contenu d'un sac dans un mélangeur, ajoutez un généreux ⅓ tasse de jus de grenade et mélangez jusqu'à consistance lisse. Sers immédiatement.

16. Bol à Matcha Vert

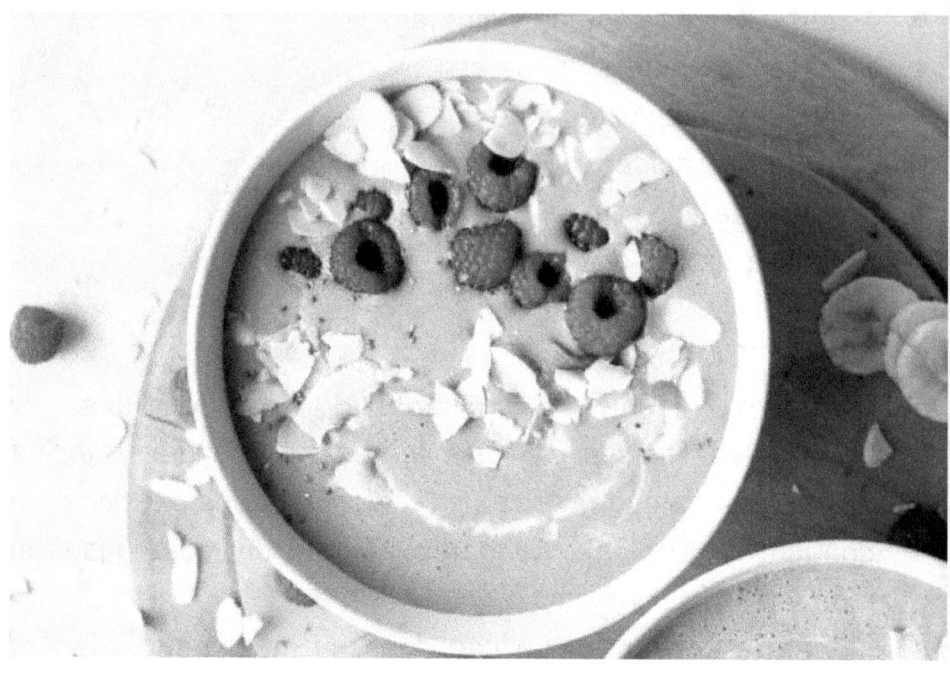

INGRÉDIENTS:
- 1 banane congelée
- 1/2 tasse de petits fruits mélangés surgelés
- 1 cuillère à café de poudre de matcha
- 1/2 tasse de lait d'amande
- Garnitures : tranches de banane, baies fraîches et granola.

INSTRUCTIONS
a) Mélangez la banane congelée, les baies mélangées surgelées, la poudre de matcha et le lait d'amande dans un mélangeur jusqu'à consistance lisse.
b) Versez le mélange dans un bol et ajoutez les garnitures.

17. Bol d'açaí à la banane et à la noix de coco

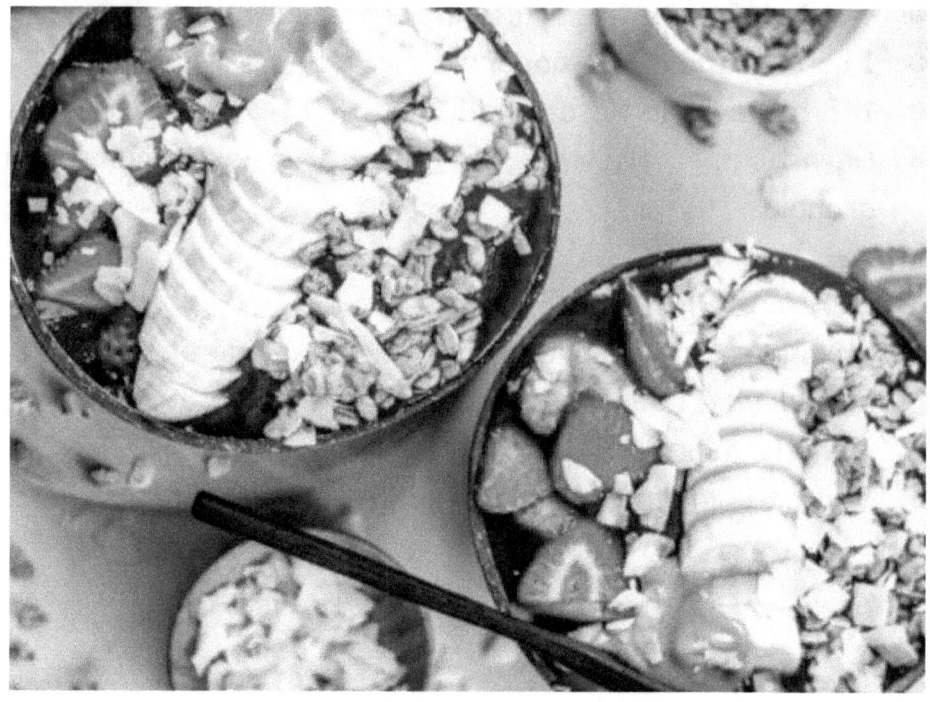

INGRÉDIENTS:
- $\frac{3}{4}$ tasse de jus de pomme
- $\frac{1}{2}$ tasse de yaourt à la noix de coco
- 1 banane
- 2 tasses de baies mélangées surgelées
- 150 g de purée d'Açaí surgelée

Garnitures :
- Des fraises
- Banane
- Granola
- Flocons de noix de coco
- Beurre d'arachide

INSTRUCTIONS:
a) Dans votre Blender, ajoutez le jus de pomme et le yaourt coco.
b) Ajoutez le reste des ingrédients et fixez le couvercle. Sélectionnez la variable 1 et augmentez lentement jusqu'à la variable 10. Utilisez le pilon pour pousser les ingrédients dans les lames et mélangez pendant 55 secondes ou jusqu'à ce que le mélange soit lisse et crémeux.

18. Bol de fruits au fromage cottage

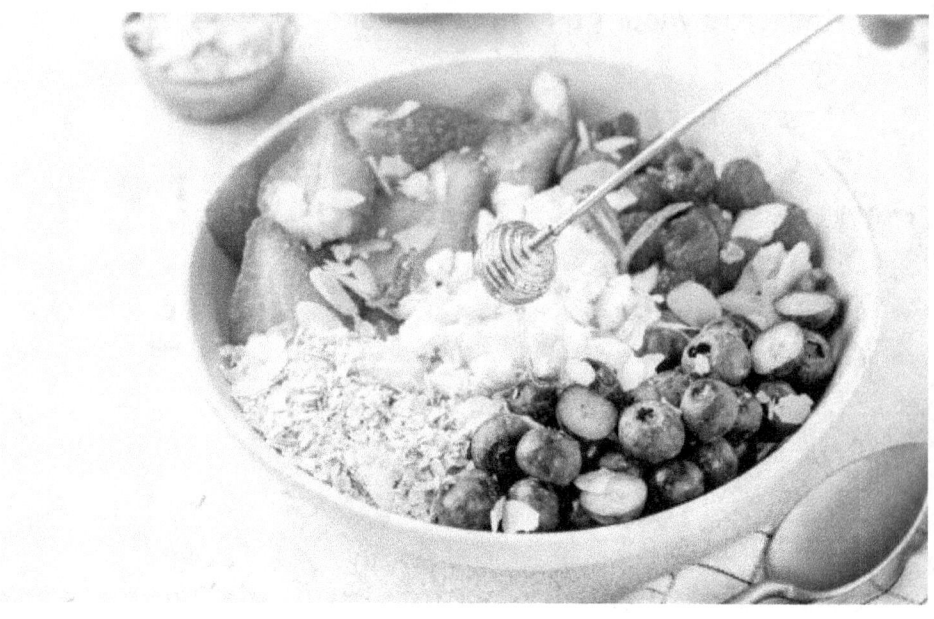

INGRÉDIENTS:
- 1 tasse de fromage cottage
- 1/2 tasse de pêches tranchées
- 1/2 tasse de fraises tranchées
- 1/4 tasse de noix hachées
- 1 cuillère à soupe de miel

INSTRUCTIONS
a) Mélangez le fromage cottage et le miel dans un bol.
b) Garnir de tranches de pêches, de tranches de fraises et de noix hachées.

19. Bol de smoothie aux baies et à la noix de coco

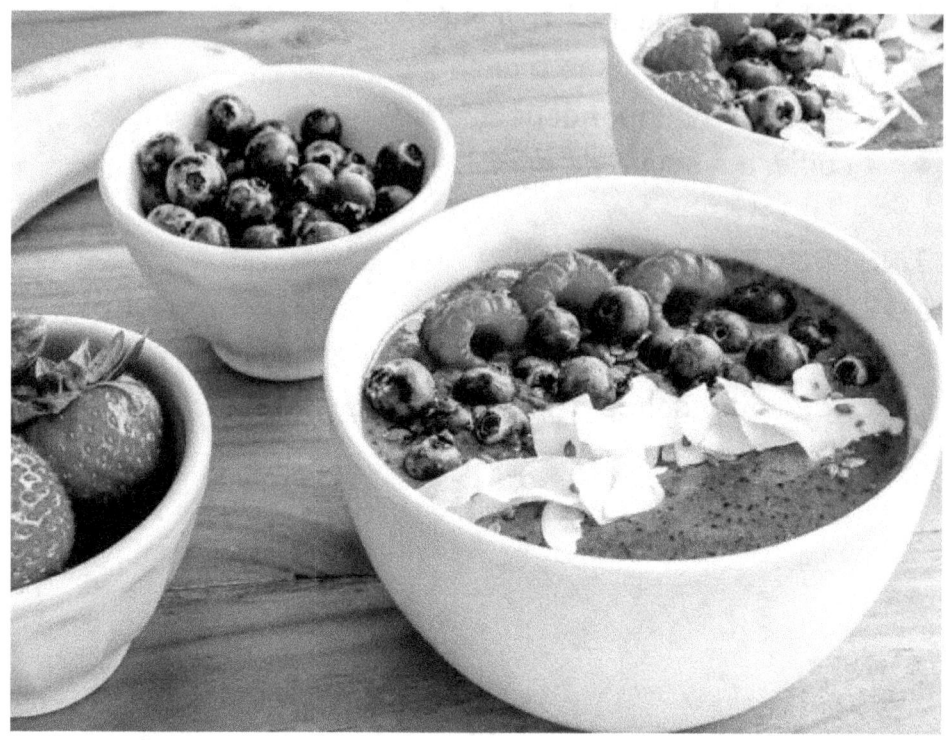

INGRÉDIENTS:
- 1 tasse de petits fruits mélangés surgelés
- 1/2 tasse de lait de coco
- 1 banane congelée
- 1 cuillère à soupe de miel
- Garnitures : tranches de banane, baies fraîches, noix de coco râpée et granola.

INSTRUCTIONS
a) Mélangez les baies mélangées surgelées, le lait de coco, la banane congelée et le miel dans un mélangeur jusqu'à consistance lisse.
b) Versez le mélange dans un bol et ajoutez les garnitures.

20. Bols de Goji à la courge

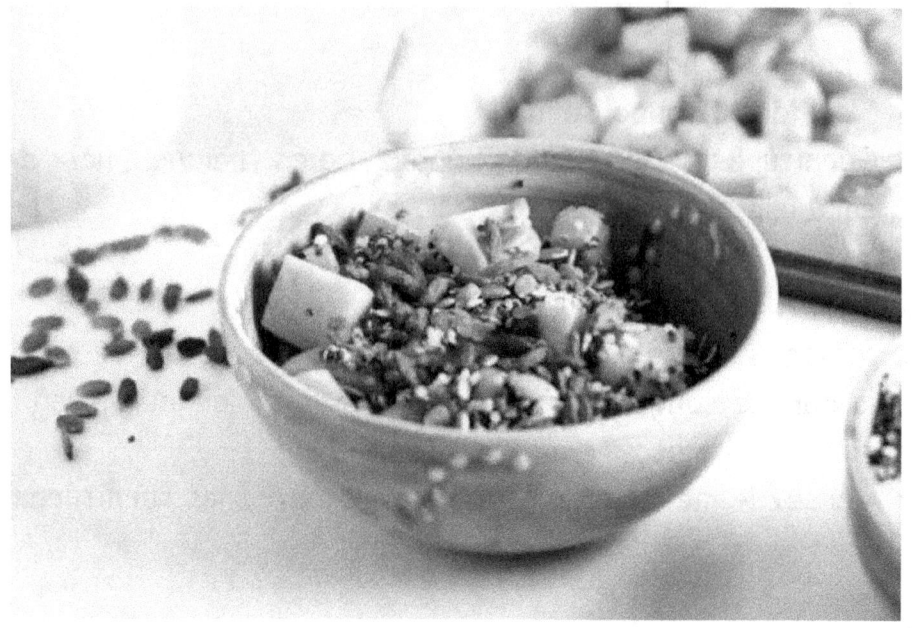

INGRÉDIENTS:

- 2 courges poivrées moyennes
- 4 cuillères à café d'huile de coco
- 1 cuillère à soupe de sirop d'érable ou de cassonade
- 1 cuillère à café de garam masala
- Sel de mer fin
- 2 tasses de yaourt grec nature
- Granola
- baies de Goji
- Arilles de grenade
- Pacanes hachées
- Graines de citrouille grillées
- Beurre de noisette
- Graines de chanvre

INSTRUCTIONS

a) Préchauffer le four à 375°F.
b) Coupez la courge en deux, de la tige vers le bas. Retirez et jetez les graines. Badigeonner la chair de chaque moitié d'huile et de sirop d'érable, puis saupoudrer de garam masala et d'une pincée de sel marin. Placer la courge sur une plaque à pâtisserie à rebords, côté coupé vers le bas. Cuire au four jusqu'à tendreté, 35 à 40 minutes.
c) Retournez la courge et laissez-la refroidir légèrement.
d) Pour servir, remplissez chaque moitié de courge de yaourt et de granola. Garnir de baies de goji, d'arilles de grenade, de pacanes et de graines de citrouille, arroser de beurre de noix et saupoudrer de graines de chanvre.

21. Bol de yaourt aux superaliments Goji

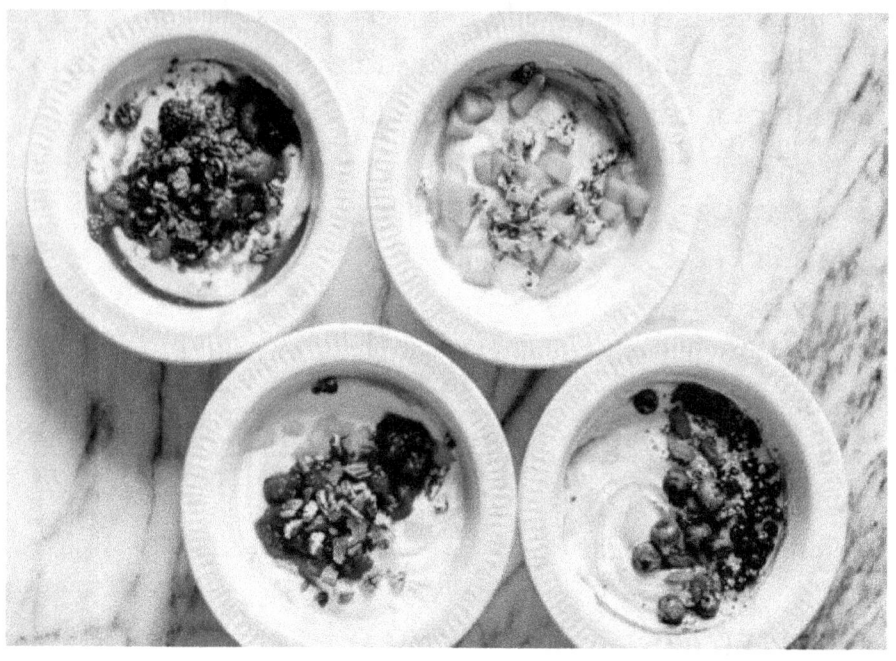

INGRÉDIENTS:
- 1 tasse de yaourt grec
- 1 cuillère à café de poudre de cacao
- ½ cuillère à café de vanille
- Graines de grenade
- Graines de chanvre
- Graines de Chia
- baies de Goji
- Myrtilles

INSTRUCTIONS
a) Mélangez tous les ingrédients dans un bol.

22. Bol de smoothie aux baies de Goji

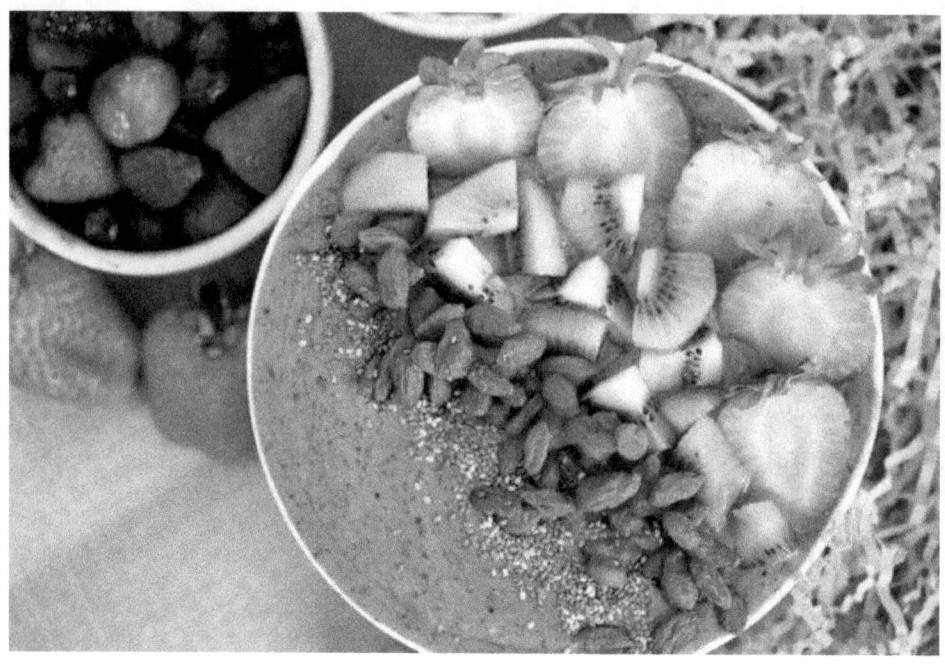

INGRÉDIENTS:

- 1/2 tasse de petits fruits mélangés surgelés
- 1/2 banane congelée
- 1/2 tasse de lait d'amande
- 1/4 tasse de baies de goji
- Garnitures : tranches de banane, baies fraîches, noix de coco râpée et granola.

INSTRUCTIONS

a) Mélangez les baies mélangées surgelées, la banane surgelée, le lait d'amande et les baies de goji dans un mélangeur jusqu'à consistance lisse.
b) Versez le mélange dans un bol et ajoutez les garnitures.

23. Bol de baies de noix de coco

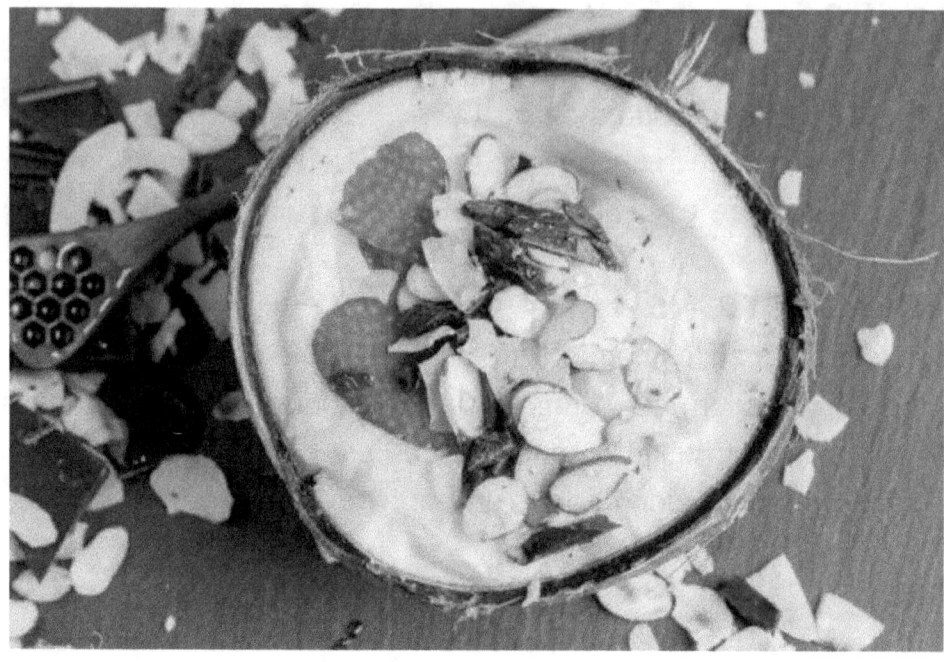

INGRÉDIENTS:
- 1/2 tasse de petits fruits mélangés surgelés
- 1/2 tasse de lait de coco
- 1/2 banane congelée
- 1 cuillère à soupe de beurre d'amande
- Garnitures : tranches de banane, baies fraîches, noix de coco râpée et granola.

INSTRUCTIONS
a) Mélangez les baies mélangées surgelées, le lait de coco, la banane congelée et le beurre d'amande dans un mélangeur jusqu'à consistance lisse.
b) Versez le mélange dans un bol et ajoutez les garnitures.

24. Bol de baies de Bouddha

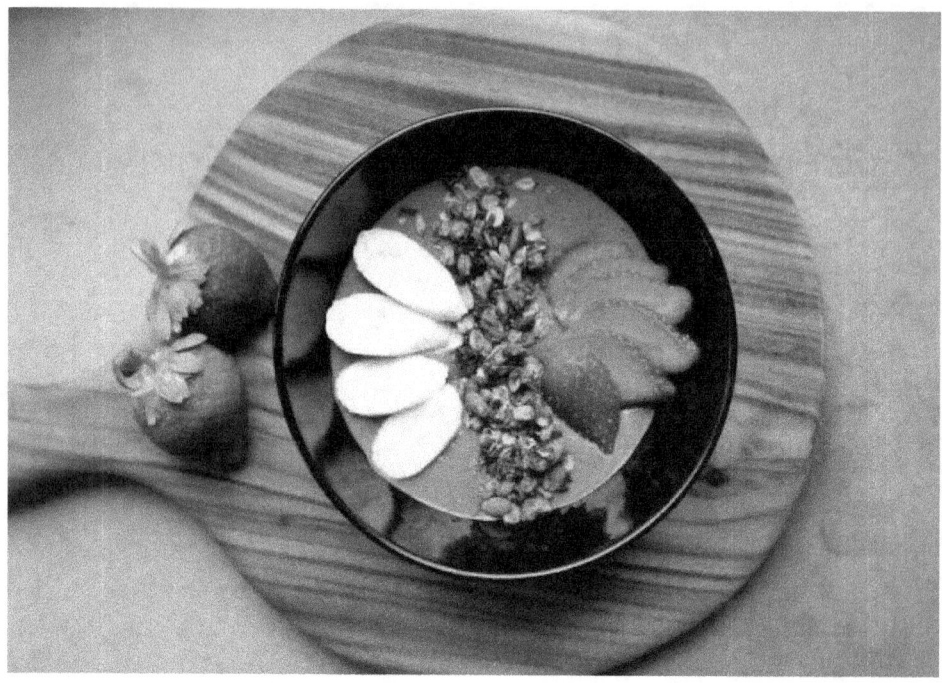

INGRÉDIENTS:

- 1/2 tasse de petits fruits mélangés surgelés
- 1/2 banane congelée
- 1/2 tasse de yaourt grec
- 1/4 tasse de granola
- Garnitures : tranches de banane, baies fraîches et noix de coco râpée.

INSTRUCTIONS

a) Mélangez les baies mélangées surgelées, la banane surgelée, le yaourt grec et le granola dans un bol.
b) Garnir de tranches de banane, de baies fraîches et de noix de coco râpée.

25. Bol de yaourt aux baies de Goji

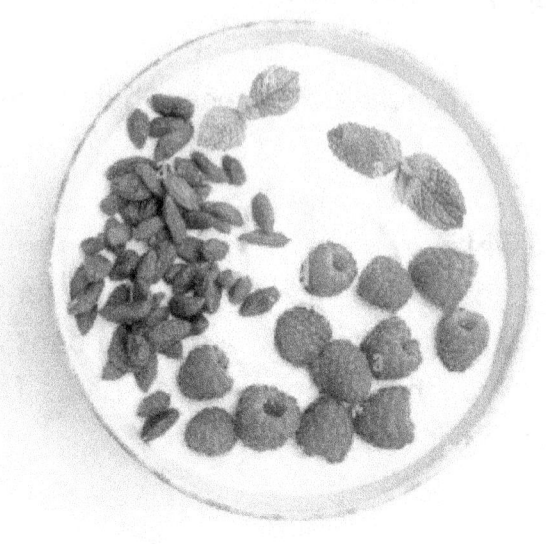

INGRÉDIENTS :
- 1 tasse de yaourt grec
- 1/4 tasse de baies de goji
- 1/4 tasse de granola
- 1 cuillère à soupe de miel
- Garnitures : tranches de banane et baies fraîches.

INSTRUCTIONS
a) Mélangez le yaourt grec, les baies de goji, le granola et le miel dans un bol.
b) Garnir de tranches de banane et de baies fraîches.

26. Bol de pêches à la noix de coco

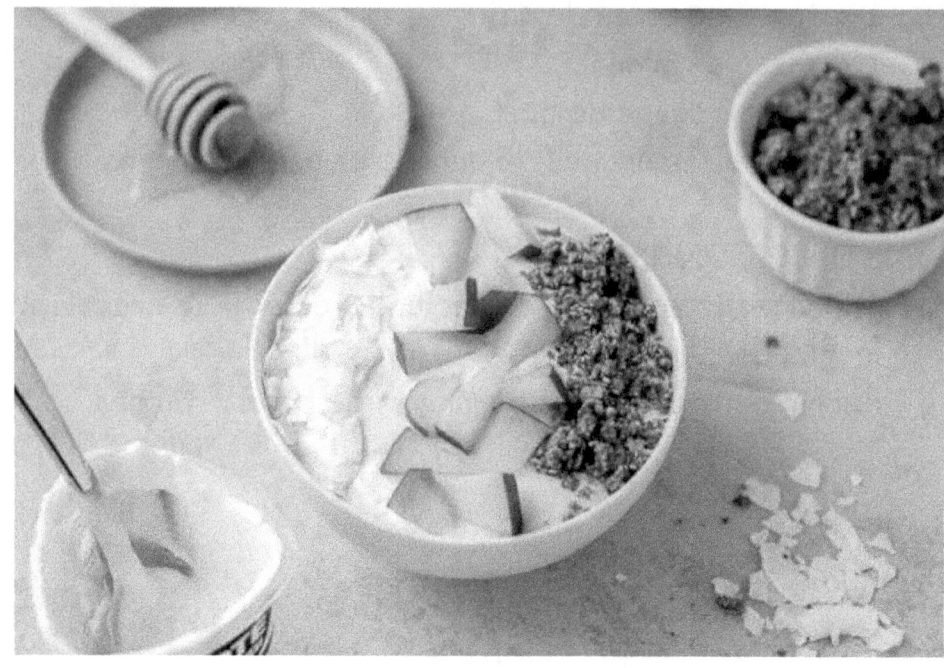

INGRÉDIENTS:
- 1/2 tasse de pêches surgelées
- 1/2 tasse de lait de coco
- 1/2 banane congelée
- 1 cuillère à soupe de noix de macadamia
- Garnitures : tranches de banane, tranches de pêche fraîche, noix de coco râpée et granola.

INSTRUCTIONS
a) Mélangez les pêches surgelées, le lait de coco, la banane surgelée et les noix de macadamia dans un mélangeur jusqu'à consistance lisse.
b) Versez le mélange dans un bol et ajoutez les garnitures.

27. Bol de chocolat Bouddha

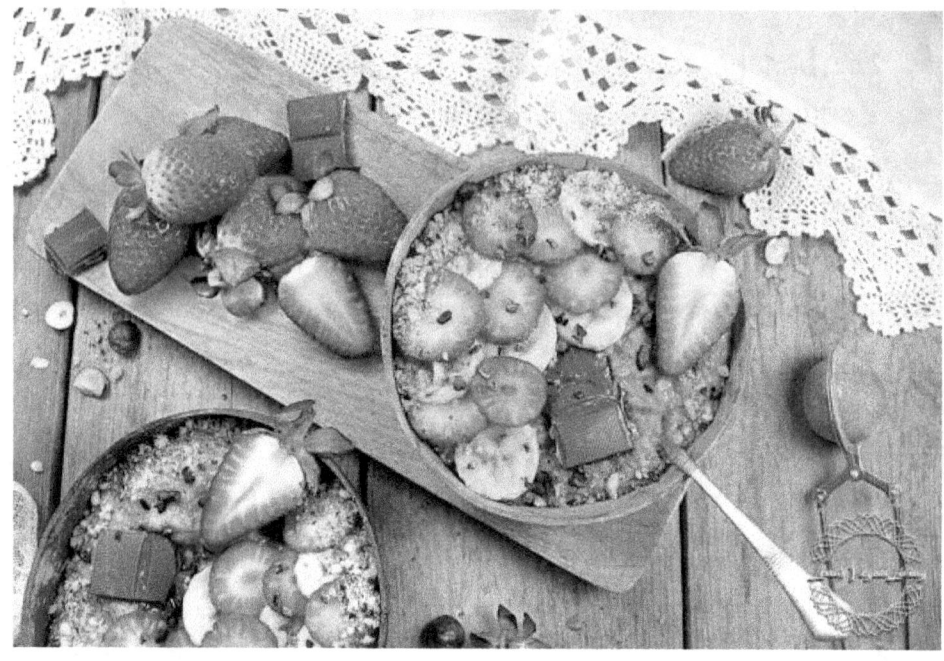

INGRÉDIENTS :

- 1/2 tasse de petits fruits mélangés surgelés
- 1/2 banane congelée
- 1/2 tasse de lait d'amande
- 1 cuillère à soupe de cacao en poudre
- Garnitures : tranches de banane, baies fraîches et granola.

INSTRUCTIONS

a) Mélangez les baies mélangées surgelées, la banane surgelée, le lait d'amande et la poudre de cacao dans un mélangeur jusqu'à consistance lisse.
b) Versez le mélange dans un bol et ajoutez les garnitures.

28. Bol de pouding au chia et aux baies de Goji

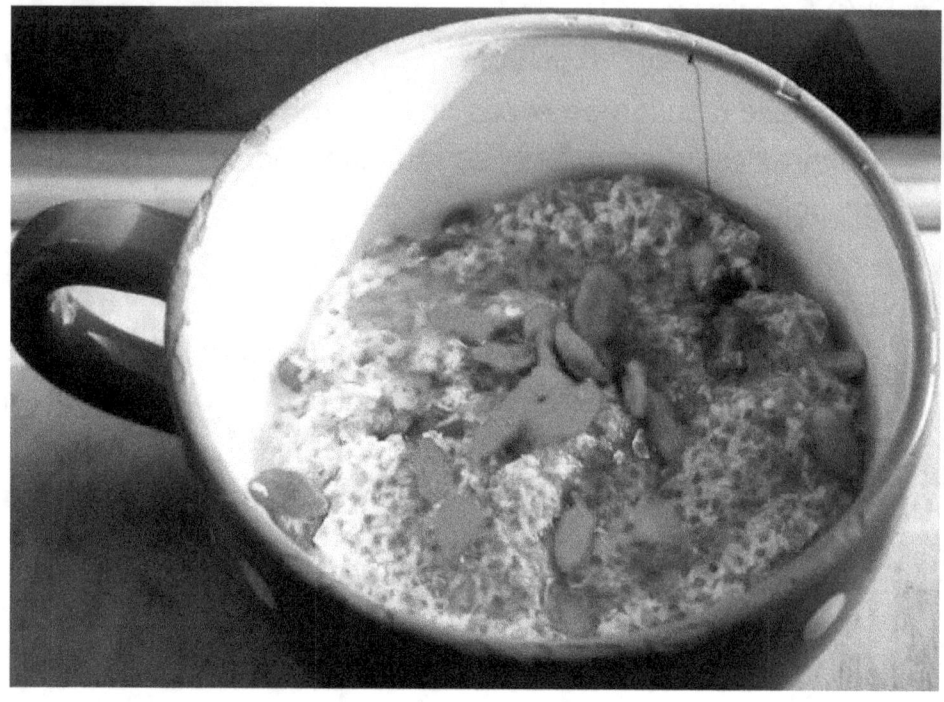

INGRÉDIENTS :

- 1/2 tasse de graines de chia
- 1 1/2 tasse de lait d'amande
- 1/4 tasse de baies de goji
- 1 cuillère à soupe de miel
- Garnitures : tranches de banane et baies fraîches.

INSTRUCTIONS

a) Mélangez les graines de chia, le lait d'amande, les baies de goji et le miel dans un bol. Laisser reposer au réfrigérateur au moins 1 heure ou toute la nuit.
b) Garnir de tranches de banane et de baies fraîches.

29. Bol de bananes Pitaya

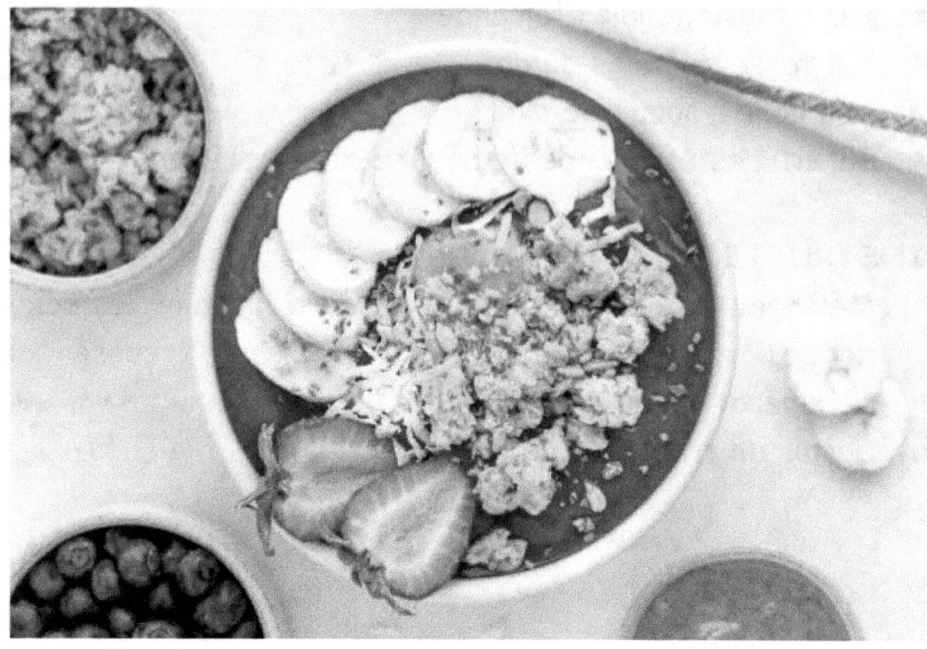

INGRÉDIENTS :

- 1 paquet de pitaya surgelé
- 1 banane congelée
- 1/2 tasse de lait de coco
- 1 cuillère à soupe de miel
- Garnitures : tranches de banane, granola et noix de coco râpée.

INSTRUCTIONS

a) Mélangez le pack de pitaya surgelé, la banane surgelée, le lait de coco et le miel dans un mélangeur jusqu'à consistance lisse.
b) Versez le mélange dans un bol et ajoutez les garnitures.

30. Bol d'ananas et de noix de coco

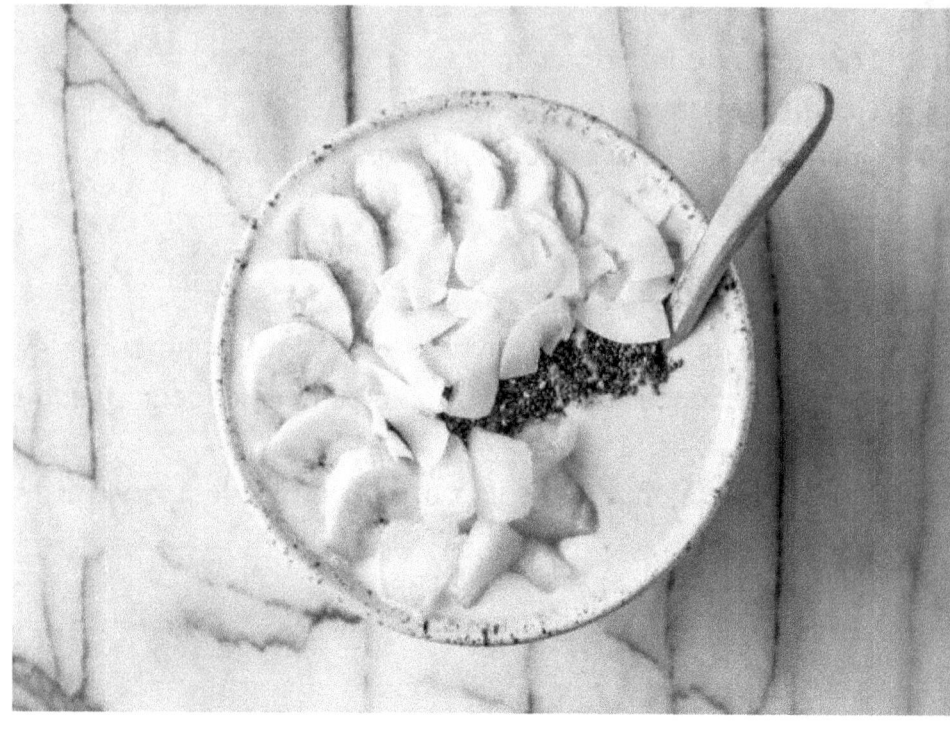

INGRÉDIENTS:

- 1/2 tasse d'ananas surgelé
- 1/2 tasse de lait de coco
- 1/2 banane congelée
- 1 cuillère à soupe de graines de chia
- Garnitures : tranches de banane, morceaux d'ananas frais, noix de coco râpée et granola.

INSTRUCTIONS

a) Mélangez l'ananas surgelé, le lait de coco, la banane surgelée et les graines de chia dans un mélangeur jusqu'à consistance lisse.
b) Versez le mélange dans un bol et ajoutez les garnitures.

31. Bol de yaourt aux fruits du dragon et granola

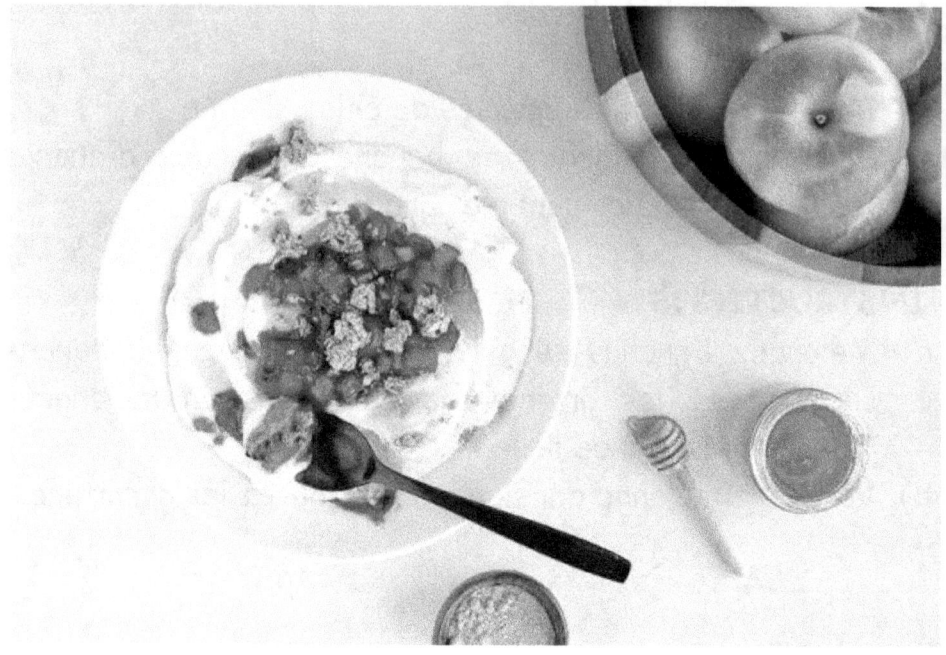

INGRÉDIENTS:
- 1 fruit du dragon
- 1 tasse de yaourt grec
- 1/2 tasse de granola
- 1 cuillère à soupe de miel

INSTRUCTIONS
a) Coupez le fruit du dragon en deux et retirez la chair.
b) Dans un bol, mélangez le yaourt grec et le miel.
c) Dans un autre bol, répartir la chair du fruit du dragon, le mélange de yaourt grec et le granola.
d) Répétez les couches jusqu'à ce que tous les ingrédients soient utilisés.
e) Servir frais.

32. Salade de fruits du dragon et kiwi

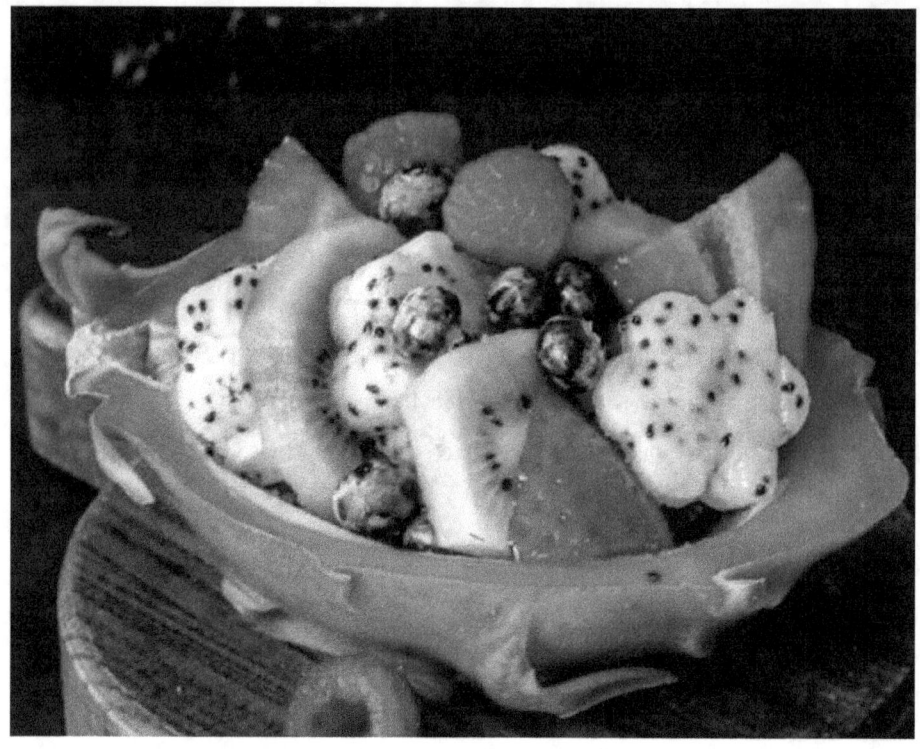

INGRÉDIENTS:
- 1 fruit du dragon, coupé en deux, évidé et coupé en dés
- 1 kiwi pelé et coupé en rondelles
- ½ tasse de myrtilles
- ½ tasse de framboises
- ½ tasse de fraises

INSTRUCTIONS

a) Retirez délicatement la chair du fruit du dragon à l'aide d'une cuillère, en laissant la peau intacte pour l'utiliser comme bol de service.

b) Coupez en dés le fruit du dragon, les kiwis et les fraises.

c) Mélanger et remettre dans le zeste de pitaya comme un bol.

33. Bol de baies pitaya

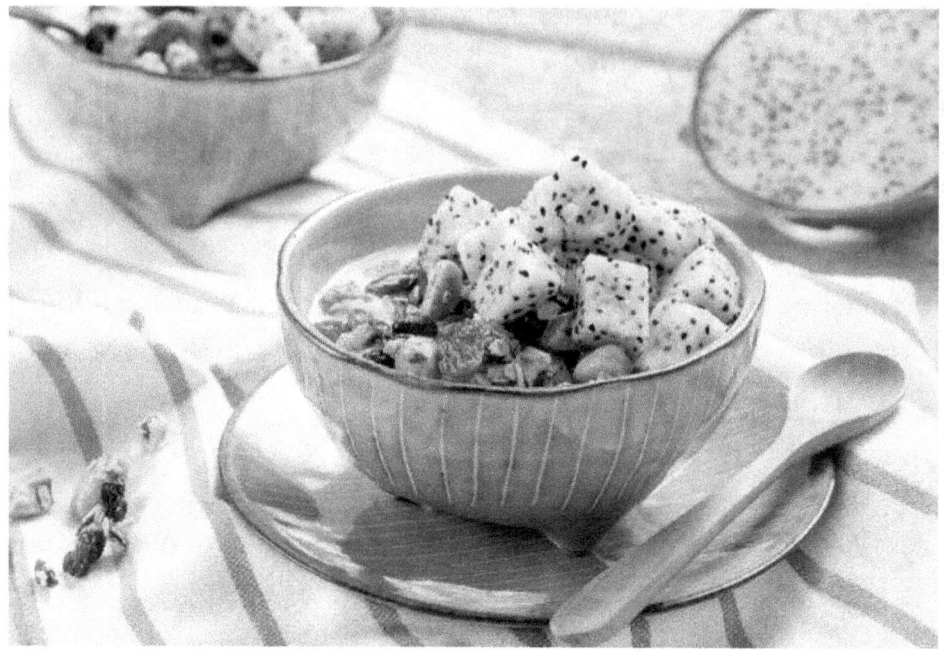

INGRÉDIENTS:
- 1 paquet de pitaya surgelé
- 1/2 tasse de petits fruits mélangés surgelés
- 1/2 banane congelée
- 1/2 tasse de lait d'amande
- Garnitures : baies fraîches, tranches de banane, granola et noix de coco râpée.

INSTRUCTIONS

a) Mélangez le pack de pitaya surgelé, les baies mélangées surgelées, la banane surgelée et le lait d'amande dans un mélangeur jusqu'à consistance lisse.
b) Versez le mélange dans un bol et ajoutez les garnitures.

34. Bol Vert Pitaya

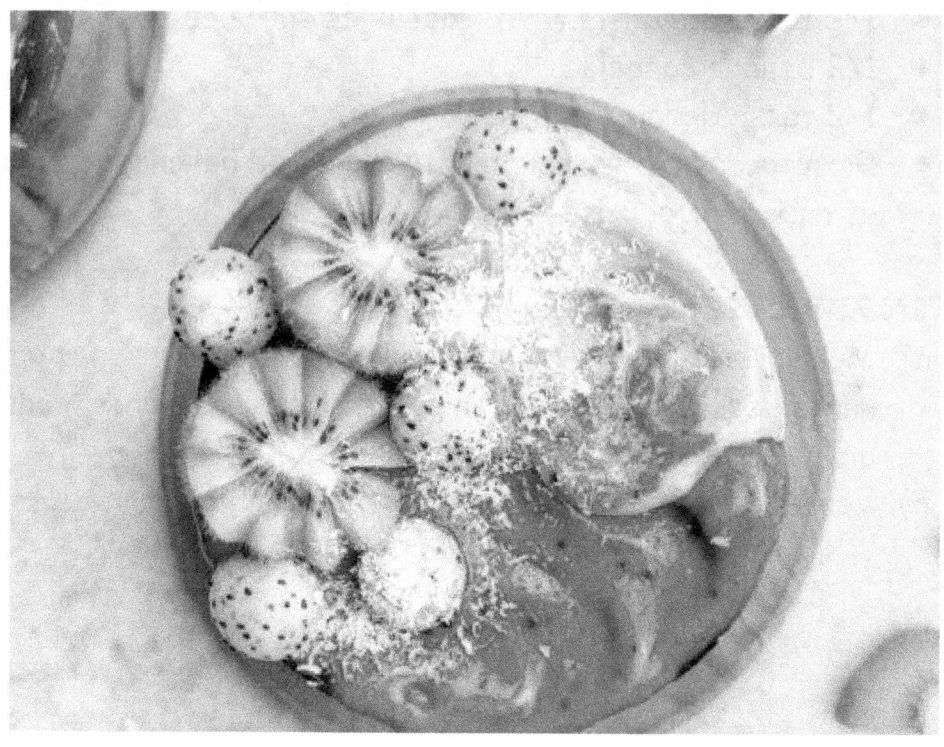

INGRÉDIENTS :

- 1 paquet de pitaya surgelé
- 1/2 banane congelée
- 1/2 tasse d'ananas surgelé
- 1/2 tasse d'épinards
- 1/2 tasse d'eau de coco
- Garnitures : tranches de banane, baies fraîches, granola et noix de coco râpée.

INSTRUCTIONS

a) Mélangez le pack de pitaya surgelé, la banane surgelée, l'ananas surgelé, les épinards et l'eau de coco dans un mélangeur jusqu'à consistance lisse.
b) Versez le mélange dans un bol et ajoutez les garnitures.

35. Bol d'avocat vert

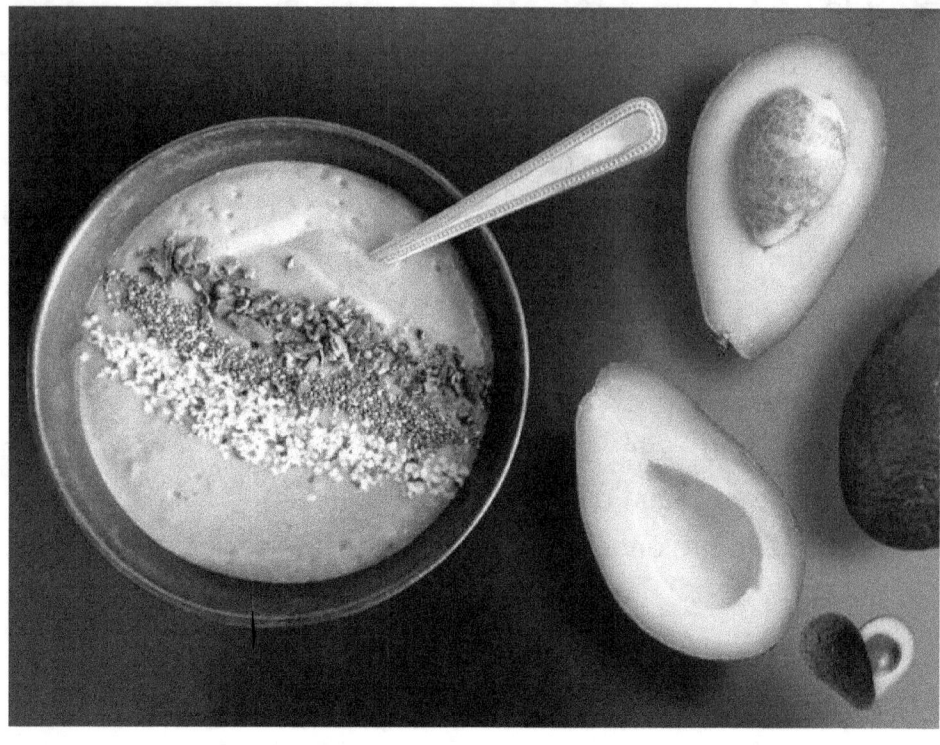

INGRÉDIENTS:
- 1/2 avocat
- 1/2 tasse d'ananas surgelé
- 1/2 tasse d'épinards
- 1/2 tasse d'eau de coco
- Garnitures : tranches de banane, baies fraîches et granola.

INSTRUCTIONS
a) Mélangez l'avocat, l'ananas surgelé, les épinards et l'eau de coco dans un mélangeur jusqu'à consistance lisse.
b) Versez le mélange dans un bol et ajoutez les garnitures.

36. Bol de papaye et de noix de coco

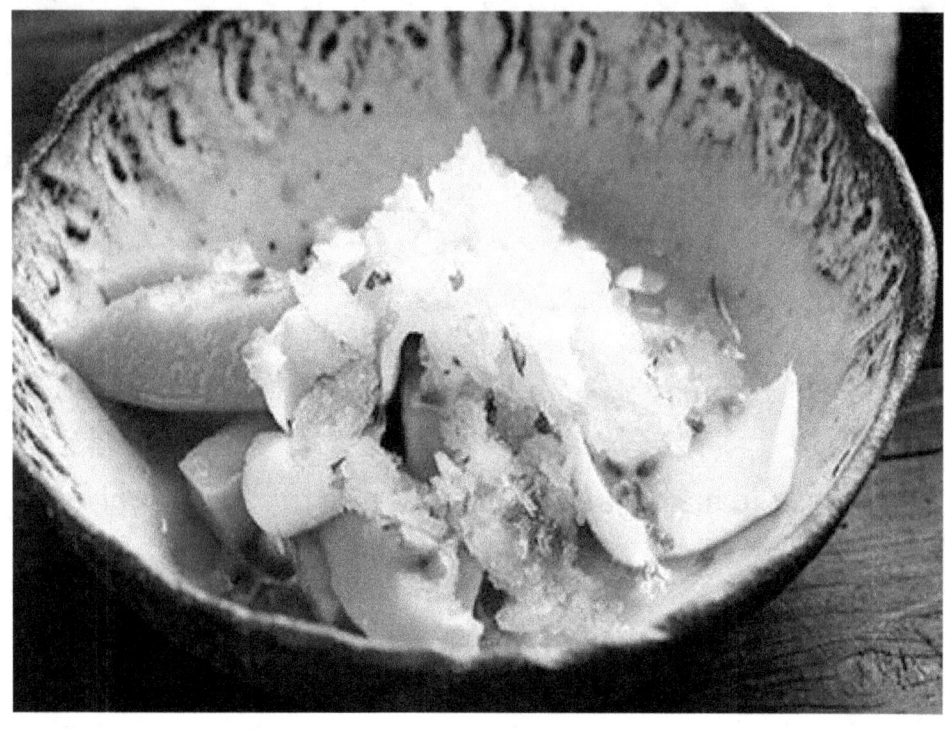

INGRÉDIENTS :

- 1/2 tasse de papaye surgelée
- 1/2 tasse de lait de coco
- 1/2 banane congelée
- 1 cuillère à soupe de graines de chia
- Garnitures : tranches de banane, morceaux de papaye fraîche, noix de coco râpée et granola.

INSTRUCTIONS

a) Mélangez la papaye congelée, le lait de coco, la banane congelée et les graines de chia dans un mélangeur jusqu'à consistance lisse.

b) Versez le mélange dans un bol et ajoutez les garnitures.

37. Bol Tropical Bouddha

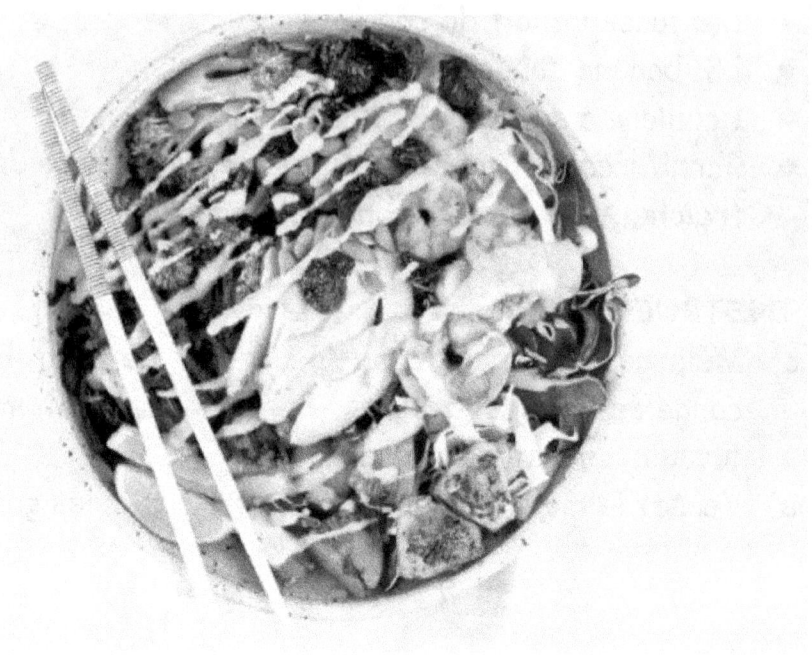

INGRÉDIENTS :

- 1/2 tasse de fruits tropicaux mélangés surgelés
- 1/2 banane congelée
- 1/2 tasse d'eau de coco
- 1 cuillère à soupe de graines de chia
- Garnitures : tranches de banane, baies fraîches et granola.

INSTRUCTIONS

a) Mélangez le mélange de fruits tropicaux surgelés, la banane surgelée, l'eau de coco et les graines de chia dans un mélangeur jusqu'à consistance lisse.
b) Versez le mélange dans un bol et ajoutez les garnitures.

38. Bol de beurre de cacahuète Bouddha

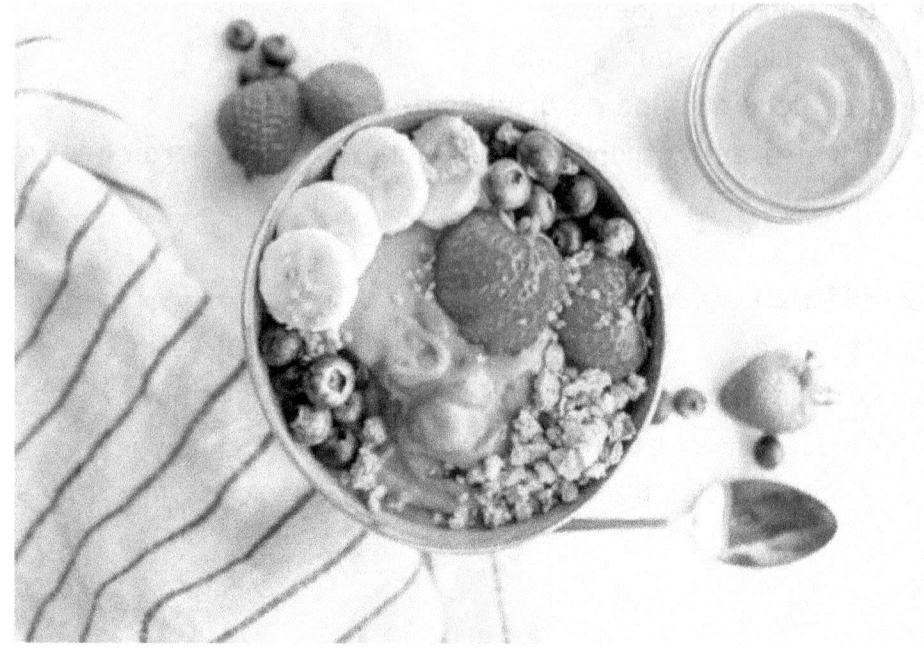

INGRÉDIENTS:

- 1/2 tasse de yaourt grec
- 1/4 tasse de beurre de cacahuète
- 1/2 banane congelée
- 1/4 tasse de granola
- Garnitures : tranches de banane et baies fraîches.

INSTRUCTIONS

a) Mélangez le yaourt grec, le beurre de cacahuète, la banane congelée et le granola dans un bol.
b) Garnir de tranches de banane et de baies fraîches.

39. Bol de mangue et de noix de coco

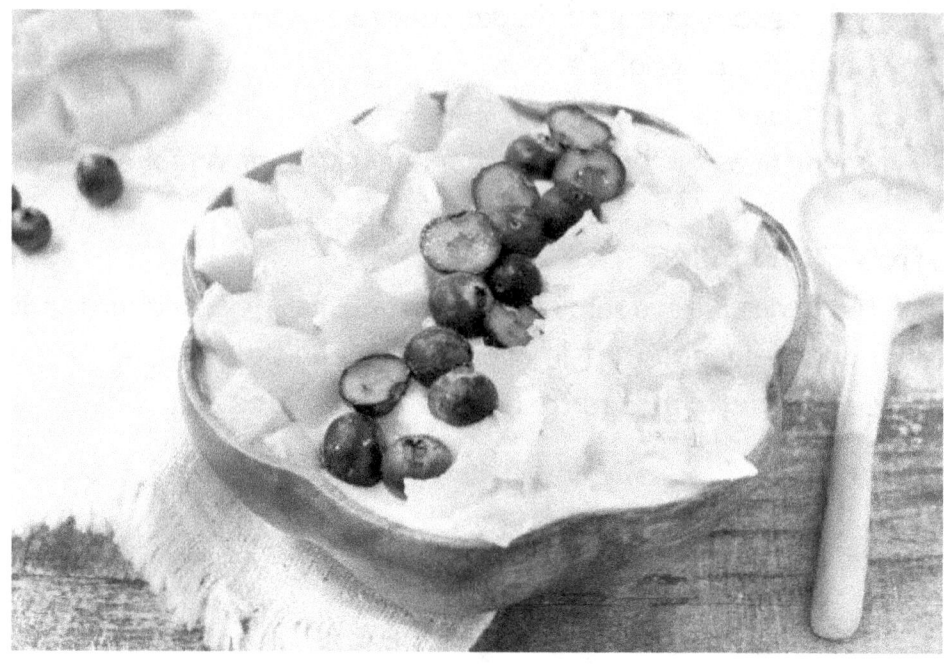

INGRÉDIENTS:
- 1/2 tasse de mangue surgelée
- 1/2 tasse de lait de coco
- 1/2 banane congelée
- 1 cuillère à soupe de graines de chanvre
- Garnitures : tranches de banane, morceaux de mangue fraîche, noix de coco râpée et granola.

INSTRUCTIONS
a) Mélangez la mangue congelée, le lait de coco, la banane congelée et les graines de chanvre dans un mélangeur jusqu'à consistance lisse.
b) Versez le mélange dans un bol et ajoutez les garnitures.

40. Bols de petit-déjeuner Farro à tarte aux pommes

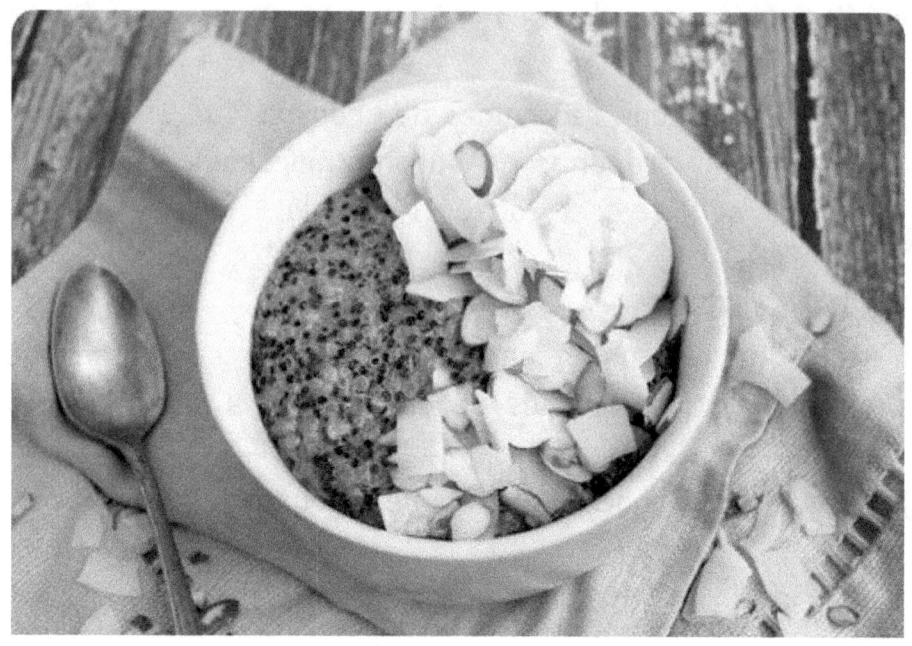

INGRÉDIENTS:

- 2 pommes, hachées, divisées
- 1 tasse (165 g) de farro perlé
- 4 tasses (940 ml) d'eau
- 1½ tasse (355 ml) de lait (laitier ou non laitier)
- 1 cuillère à café (2 g) de cannelle moulue
- ½ cuillère à café de gingembre moulu
- 1/8 cuillère à café de piment de la Jamaïque
- Sel de mer fin
- 2 cuillères à soupe (30 ml) de sirop d'érable, de miel ou d'agave
- ½ cuillère à café d'extrait de vanille
- Pacanes grillées
- Raisins secs
- Graines de citrouille grillées
- Graines de chanvre

INSTRUCTIONS

a) Ajoutez une des pommes hachées, ainsi que le farro, l'eau, le lait, la cannelle, le gingembre, le piment de la Jamaïque et une pincée de sel dans une casserole moyenne, et mélangez. Porter à ébullition. Réduire le feu à doux, couvrir et laisser mijoter, en remuant de temps en temps, jusqu'à tendreté, 30 à 35 minutes. Tout le liquide ne sera pas absorbé. Retirer du feu, incorporer le sirop d'érable, le miel ou l'agave et la vanille, puis couvrir et cuire à la vapeur pendant 5 minutes.

b) Pour servir, répartissez le farro dans des bols. Ajouter le reste de la pomme et garnir de pacanes, de raisins secs, de graines de citrouille et de graines de chanvre.

41. Bols de taboulé à la grenade et au freekeh

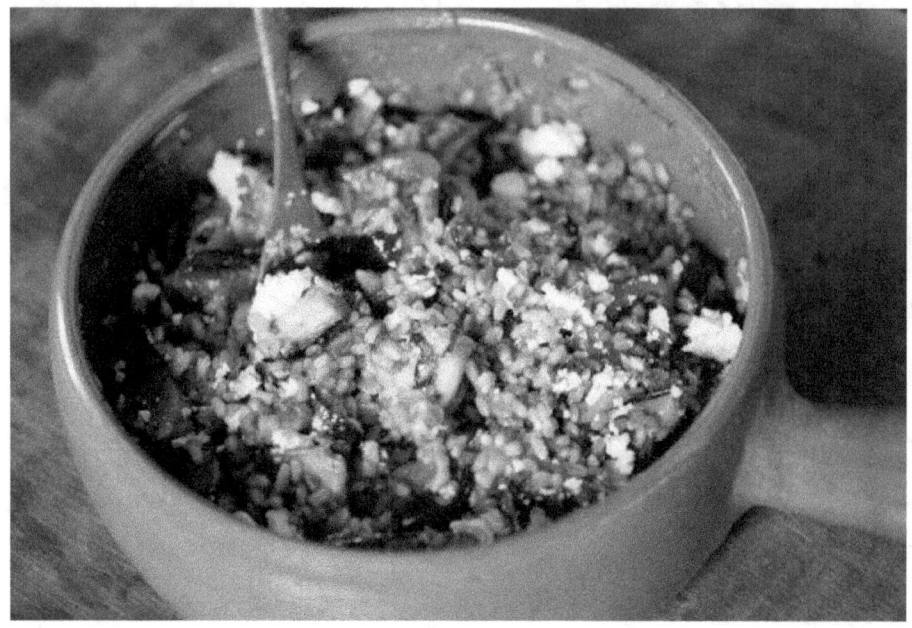

INGRÉDIENTS:

- ¾ tasse (125 g) de freekeh concassé
- 2 tasses (470 ml) d'eau
- Sel de mer fin et poivre noir fraîchement moulu
- 1 pomme croustillante, épépinée et coupée en dés, divisée
- 1 tasse (120 g) d'arilles de grenade
- ½ tasse (24 g) de menthe fraîche hachée
- 1 cuillère à soupe (15 ml) d'huile d'olive extra vierge
- 1½ cuillères à soupe (23 ml) d'eau de fleur d'oranger
- 2 tasses (480 g) de yogourt grec nature
- Amandes grillées non salées, hachées

INSTRUCTIONS

a) Mélangez le freekeh, l'eau et une pincée de sel dans une casserole moyenne. Porter à ébullition, puis baisser le feu au minimum et laisser mijoter 15 minutes en remuant de temps en temps, jusqu'à ce que tout le liquide soit absorbé et que le freekeh soit tendre. Retirer du feu, couvrir avec un couvercle et cuire à la vapeur pendant environ 5 minutes. Transférez le freekeh dans un bol et laissez-le refroidir complètement.

b) Ajoutez la moitié de la pomme et la grenade, la menthe, l'huile d'olive et quelques grains de poivre au freekeh et mélangez bien.

c) Incorporer l'eau de fleur d'oranger au yaourt jusqu'à ce que le tout soit bien mélangé.

d) Pour servir, répartissez le freekeh dans des bols. Garnir avec le yaourt parfumé à l'orange, le reste de la pomme et les amandes.

42. Bols de papaye à la vitamine C

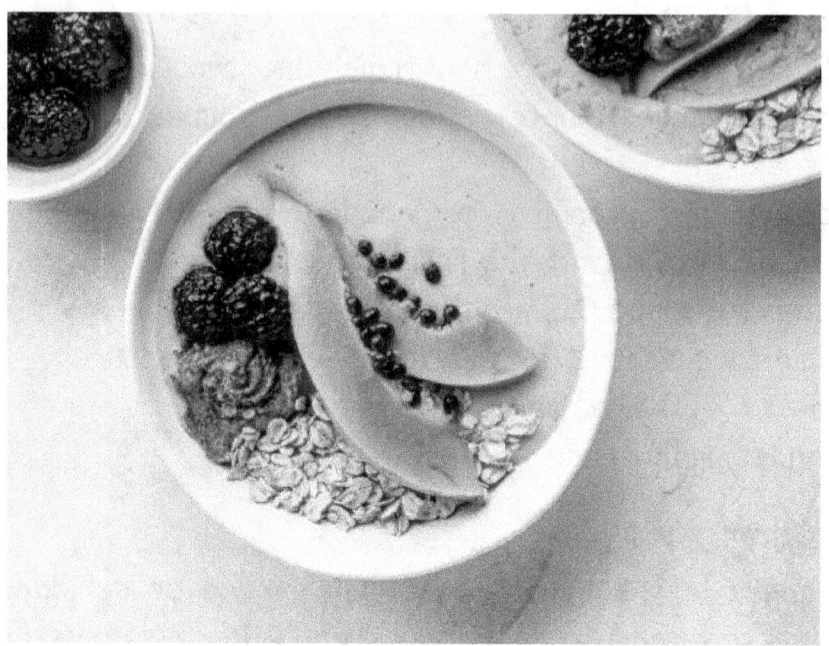

INGRÉDIENTS:
- 4 cuillères à soupe (40 g) d'amarante, divisée
- 2 petites papayes mûres (environ 1 livre ou 455 g chacune)
- 2 tasses (480 g) de yaourt à la noix de coco
- 2 kiwis pelés et coupés en dés
- 1 gros pamplemousse rose, pelé et segmenté
- 1 grosse orange nombril, pelée et segmentée
- Graines de chanvre
- Graines de sésame noir

INSTRUCTIONS

a) Faites chauffer une casserole haute et large à feu moyen-vif pendant plusieurs minutes. Vérifiez si la poêle est suffisamment chaude en ajoutant quelques grains d'amarante. Ils devraient trembler et éclater en quelques secondes. Sinon, faites chauffer la poêle pendant une minute de plus et testez à nouveau. Lorsque la poêle est suffisamment chaude, ajoutez 1 cuillère à soupe (10 g) d'amarante. Les grains devraient commencer à éclater en quelques secondes. Couvrez la casserole et secouez-la de temps en temps jusqu'à ce que tous les grains soient éclatés. Versez l'amarante éclatée dans un bol, et répétez avec le reste de l'amarante, 1 cuillère à soupe (10 g) toutes les heures.

b) Coupez les papayes en deux dans le sens de la longueur, de la tige à la queue, puis retirez et jetez les graines. Remplissez chaque moitié d'amarante éclatée et de yaourt à la noix de coco. Garnir de quartiers de kiwi, de pamplemousse et d'orange et saupoudrer de graines de chanvre et de graines de sésame.

43. Bol de flocons d'avoine aux baies de Goji

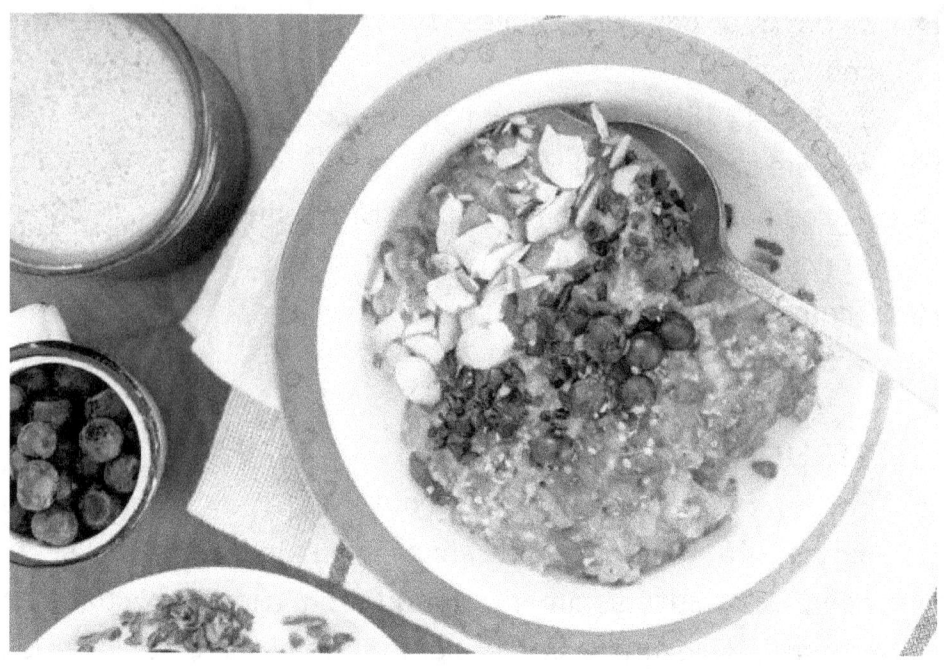

INGRÉDIENTS:
- 1 tasse de flocons d'avoine cuits
- 1/4 tasse de baies de goji
- 1 cuillère à soupe de graines de chia
- 1 cuillère à soupe de miel
- Garnitures : tranches de banane et baies fraîches.

INSTRUCTIONS
a) Mélangez les flocons d'avoine cuits, les baies de goji, les graines de chia et le miel dans un bol.
b) Garnir de tranches de banane et de baies fraîches.

44. Bol d'açaí vert avec fruits et baies

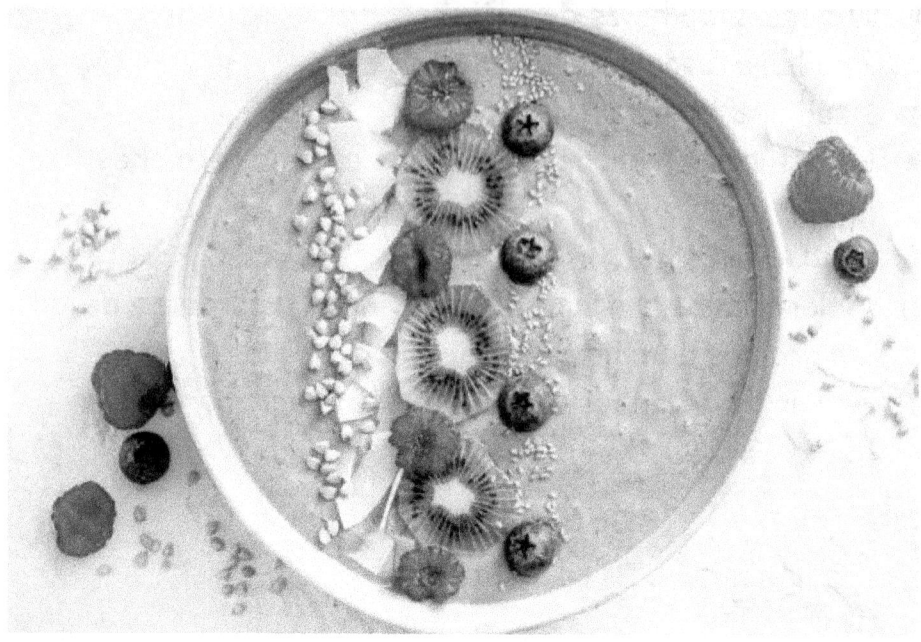

INGRÉDIENTS :

- $\frac{1}{2}$ purée d'açaï
- $\frac{1}{8}$ tasse de lait de chanvre au chocolat
- $\frac{1}{2}$ banane
- 2 cuillères à soupe de poudre de protéine de chanvre
- 1 cuillère à café de Maca
- Garnitures : Fruits frais de saison, graines de chanvre, banane fraîche, baies dorées. Mûres blanches, baies de Goji, kiwi

INSTRUCTIONS

a) Mettez le tout dans le mixeur, mixez jusqu'à obtenir une consistance bien épaisse – en ajoutant plus de liquide si nécessaire – puis versez dans un bol.

b) Garnissez de fruits et de tout ce que vous aimez !

45. Bol Vert Bouddha

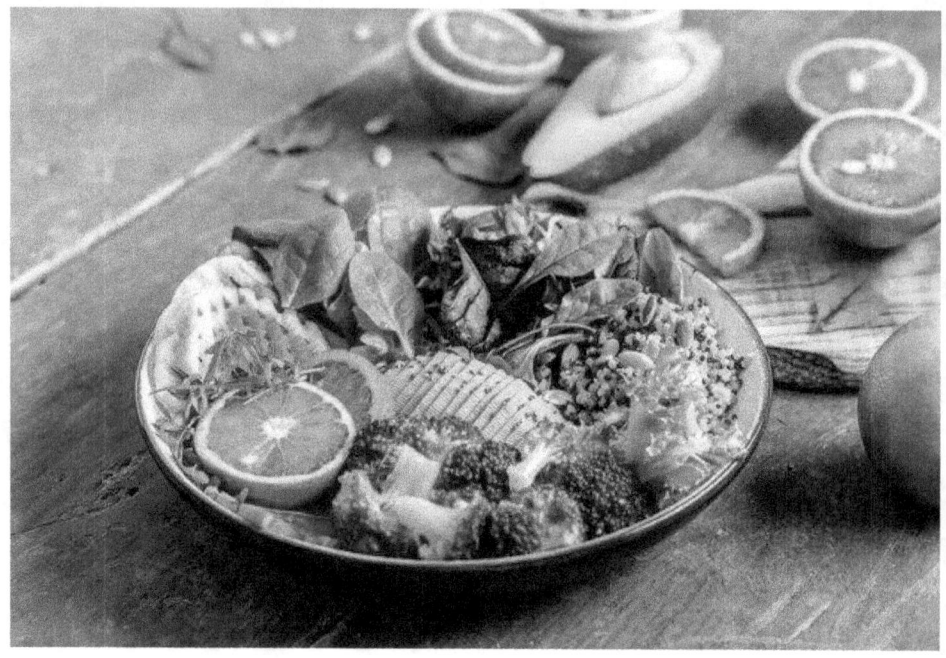

INGRÉDIENTS:
- 1/2 tasse d'ananas surgelé
- 1/2 banane congelée
- 1/2 tasse d'épinards
- 1/2 tasse de lait d'amande
- 1 cuillère à soupe de miel
- Garnitures : tranches de banane, baies fraîches et granola.

INSTRUCTIONS
a) Mélangez l'ananas surgelé, la banane surgelée, les épinards, le lait d'amande et le miel dans un mélangeur jusqu'à consistance lisse.
b) Versez le mélange dans un bol et ajoutez les garnitures.

46. Bol de fruits Green Power

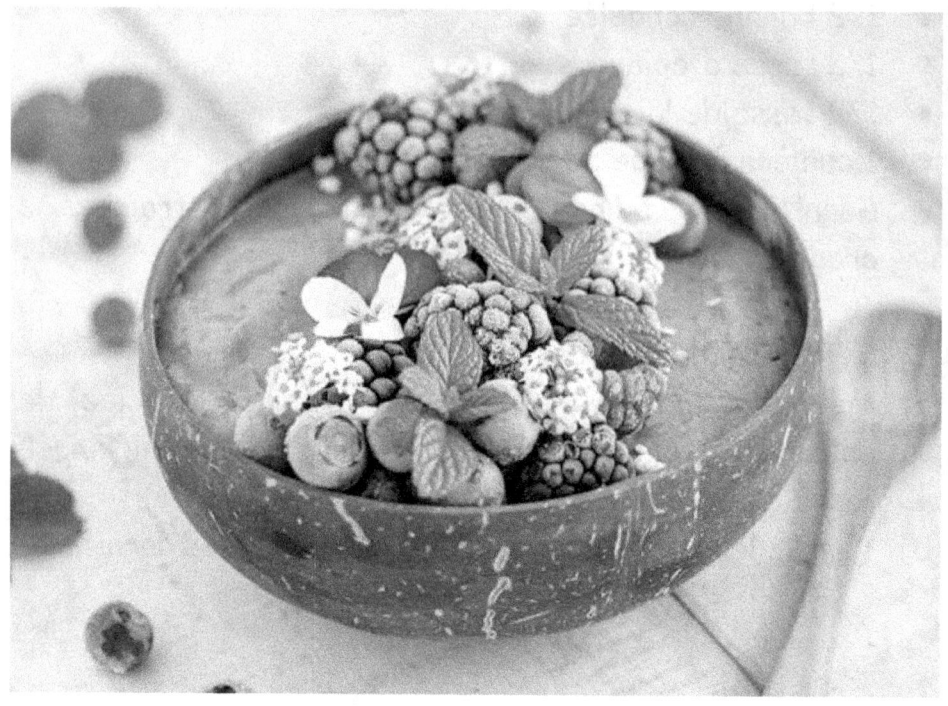

INGRÉDIENTS:
- 1/2 tasse de fruits tropicaux mélangés surgelés
- 1/2 banane congelée
- 1/2 tasse de chou frisé
- 1/2 tasse d'eau de coco
- Garnitures : tranches de banane, baies fraîches et granola.

INSTRUCTIONS

a) Mélangez le mélange de fruits tropicaux surgelés, la banane surgelée, le chou frisé et l'eau de coco dans un mélangeur jusqu'à consistance lisse.

b) Versez le mélange dans un bol et ajoutez les garnitures.

47. Bol de bananes au beurre de cacahuète

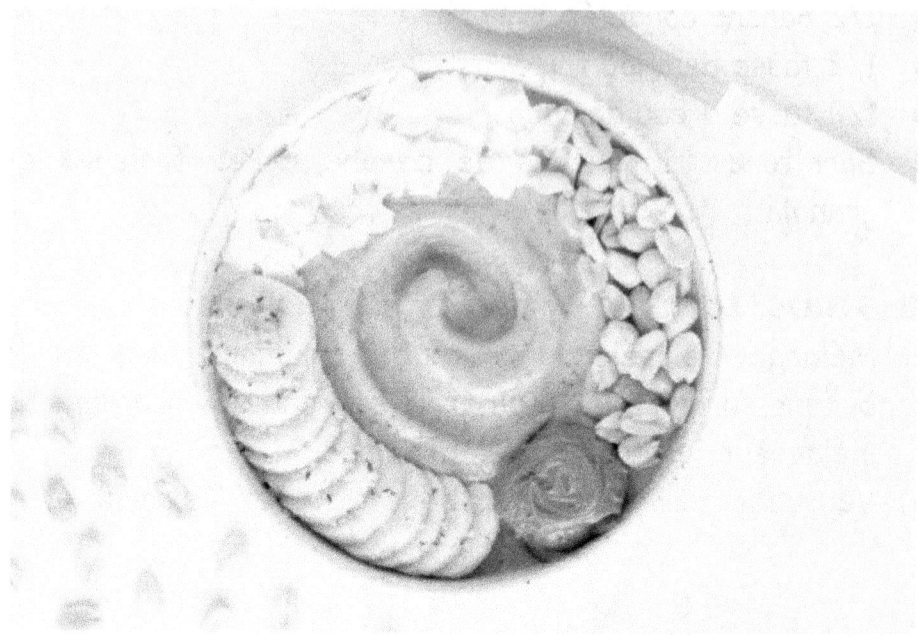

INGRÉDIENTS:
- 1 banane, tranchée
- 1/4 tasse de beurre de cacahuète
- 1/4 tasse d'arachides hachées
- 1 cuillère à soupe de miel
- 1/4 tasse de granola

INSTRUCTIONS
a) Disposez les tranches de banane dans un bol.
b) Mettez le beurre de cacahuète au micro-ondes pendant 10 secondes pour qu'il soit plus facile à arroser.
c) Versez le beurre de cacahuète sur les bananes, puis garnissez de cacahuètes hachées, de miel et de granola.

48. Bol de protéines au chocolat

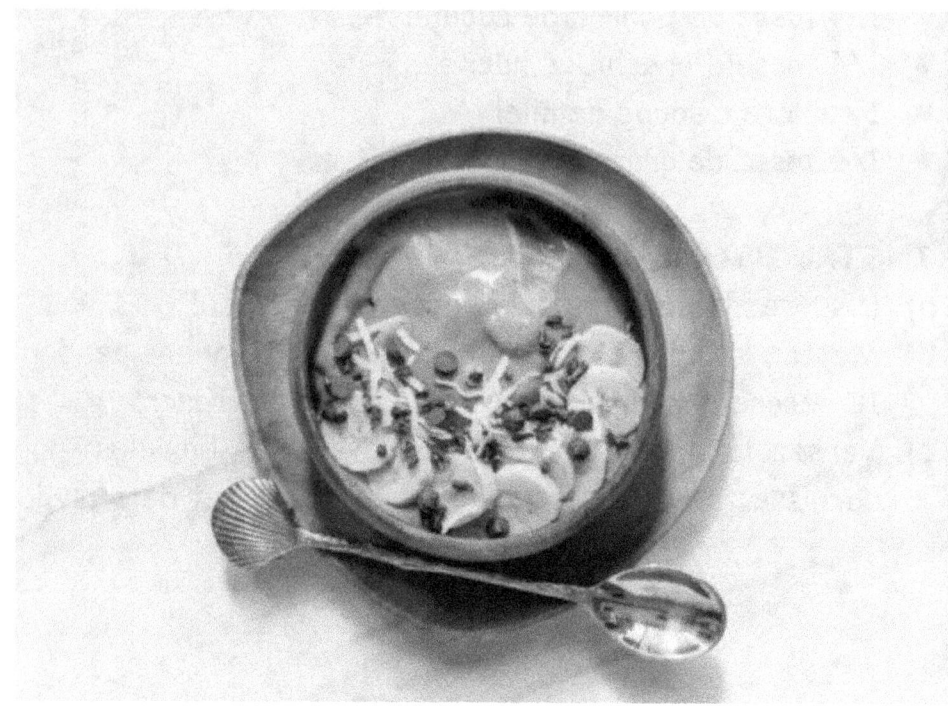

INGRÉDIENTS:
- 1 mesure de poudre de protéine de chocolat
- 1 tasse de lait d'amande
- 1 banane, tranchée
- 1 cuillère à soupe de graines de chia
- Garnitures : amandes tranchées et noix de coco râpée

INSTRUCTIONS
a) Mélangez la poudre de protéines et le lait d'amande dans un bol.
b) Garnir de tranches de banane, de graines de chia, d'amandes tranchées et de noix de coco râpée.

49. Bol de baies de tofu

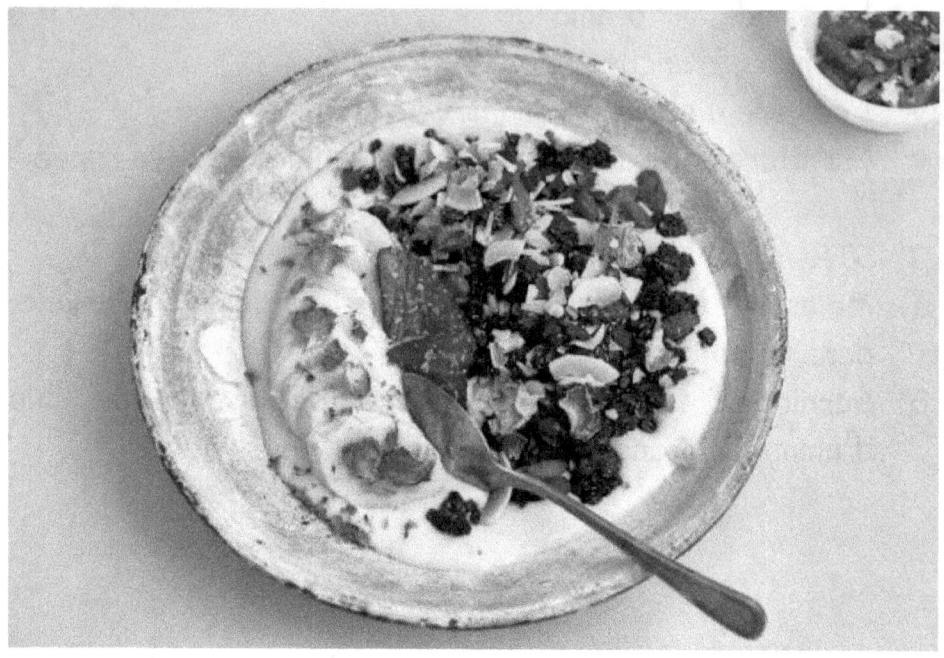

INGRÉDIENTS:

- 1/2 tasse de tofu soyeux
- 1/2 tasse de petits fruits mélangés (bleuets, framboises, fraises)
- 1 cuillère à soupe de miel
- 1/4 tasse de granola

INSTRUCTIONS

a) Mélangez le tofu soyeux et le miel dans un mélangeur jusqu'à consistance lisse.
b) Garnir de fruits mélangés et de granola.

50. Bol de fruits de la déesse verte

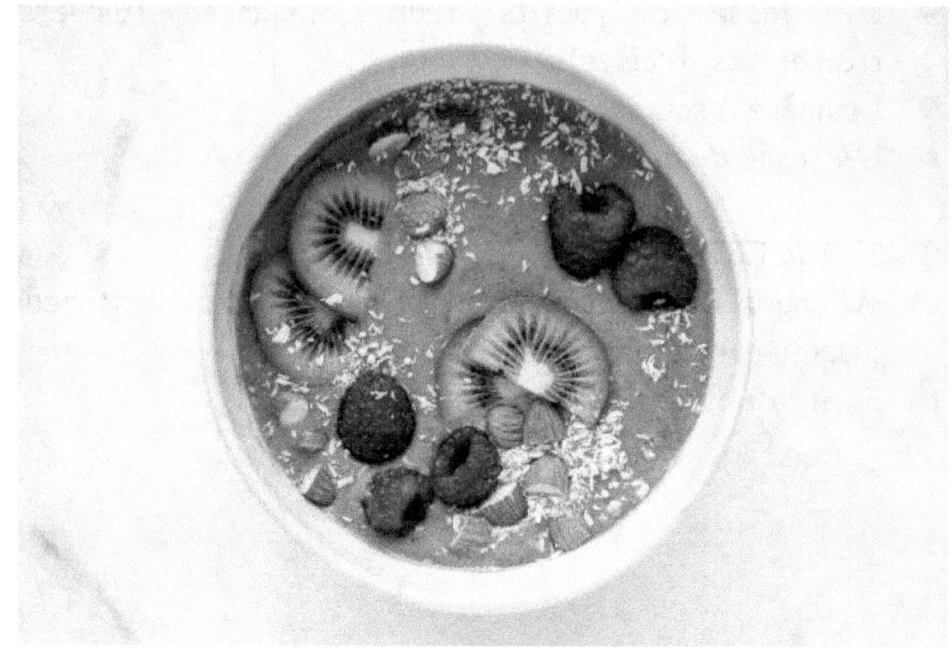

INGRÉDIENTS:
- 1 banane congelée
- 1/2 tasse d'ananas surgelé
- 1/2 tasse d'épinards
- 1/2 tasse d'eau de coco
- Garnitures : tranches de banane, baies fraîches et granola.

INSTRUCTIONS
a) Mélangez la banane congelée, l'ananas congelé, les épinards et l'eau de coco dans un mélangeur jusqu'à consistance lisse.
b) Versez le mélange dans un bol et ajoutez les garnitures.

SALADE DE FRUITS ARC-EN-CIEL

51. Salade de fruits exotiques

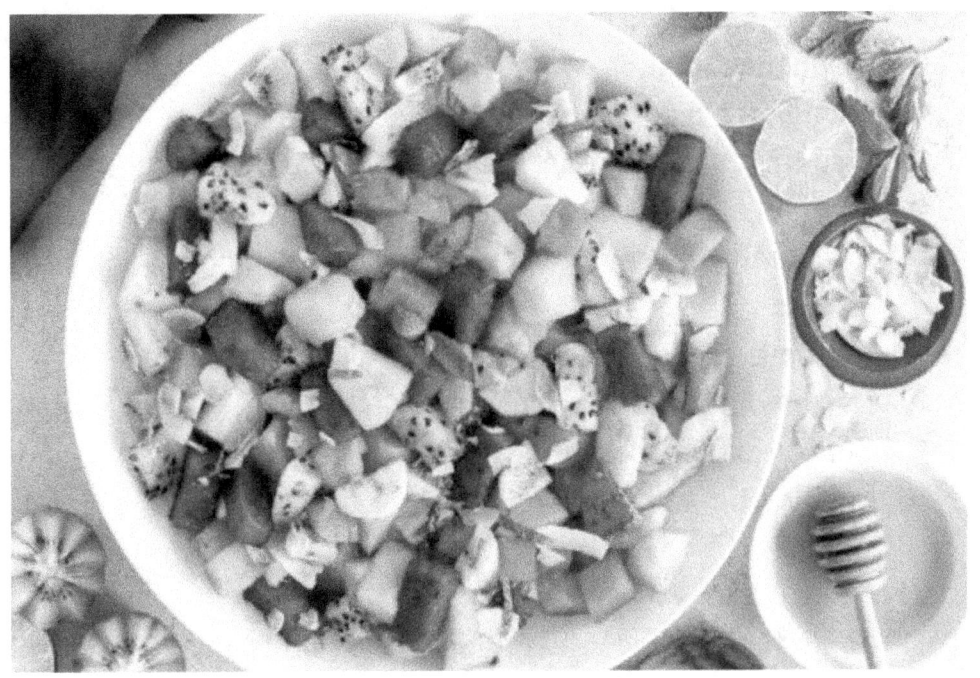

INGRÉDIENTS:
- 2 mangues mûres, papayes ou
- 6 kiwis, pelés et coupés
- 2 bananes, pelées et coupées
- 2 cuillères à soupe de sucre glace
- 2 cuillères à soupe de jus de citron ou de miel
- $\frac{1}{2}$ cuillère à café d'extrait de vanille
- $\frac{1}{4}$ cuillère à café de poudre de 5 épices chinoises moulues
- $\frac{1}{2}$ framboise
- 1 fruit du dragon, en cubes
- Sucre de confiserie
- Feuilles de menthe

INSTRUCTIONS:
a) Fouetter le sucre, le jus de citron ou le miel , la vanille et la poudre de 5 épices chinoises .
b) Incorporez tous les fruits.
c) Saupoudrer de sucre glace et garnir de feuilles de menthe.

52. Salade de fruits festive

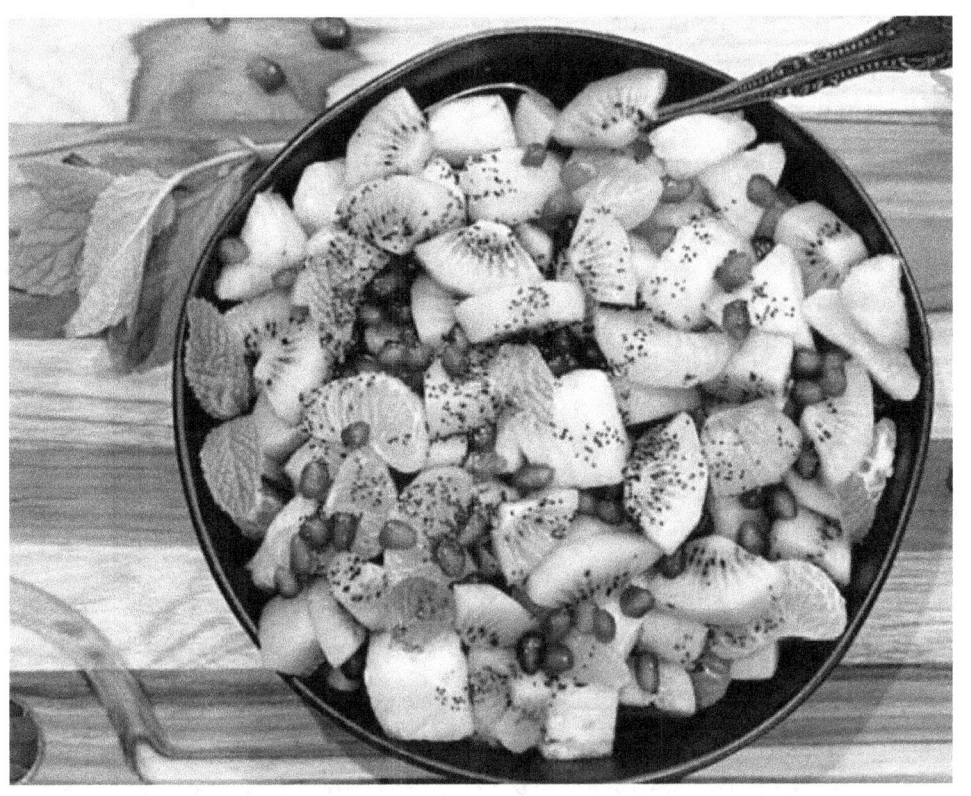

INGRÉDIENTS:
- 1 boîte de morceaux d'ananas
- ½ tasse) de sucre
- 3 cuillères à soupe de farine tout usage
- 1 œuf légèrement battu
- 2 boîtes de mandarines
- 1 boîte de poires
- 3 kiwis
- 2 grands Pommes
- 1 tasse de moitiés de noix de pécan

INSTRUCTIONS:
a) Égoutter l'ananas en réservant le jus. Réserver l'ananas. Versez le jus dans une petite casserole et ajoutez le sucre et la farine. Porter à ébullition. Incorporer rapidement les œufs et cuire jusqu'à épaississement. Retirer du feu et laisser refroidir.
b) Réfrigérer. Dans un grand bol, mélanger l'ananas, les oranges, les poires, le kiwi, les pommes et les pacanes.
c) Verser la vinaigrette dessus et bien mélanger. Couvrir et réfrigérer 1 heure.

53. Salade de fruits en hiver

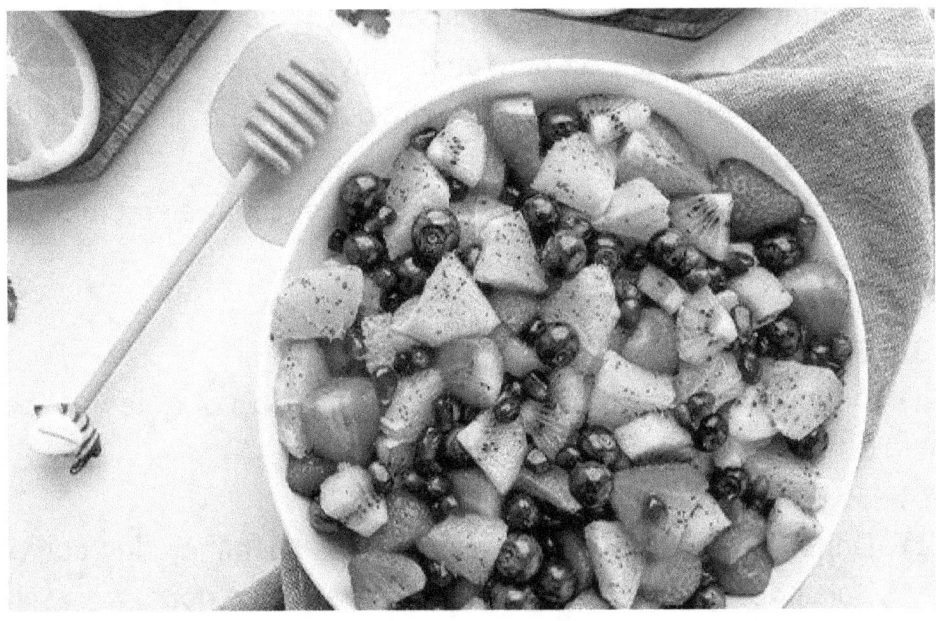

INGRÉDIENTS :

- 2 cuillères à soupe d'huile de noix
- 2 cuillères à soupe de jus de citron frais
- 1 cuillère à soupe de nectar d'agave
- 1 pomme Fuji, Gala ou Red Delicious, évidée
- 1 grosse orange, pelée et coupée
- 1 tasse de raisins rouges sans pépins, coupés en deux
- 1 petite carambole, coupée

INSTRUCTIONS :

a) Dans un petit bol, mélanger l'huile de noix, le jus de citron et le nectar d'agave.
b) Bien mélanger et réserver.
c) Dans un grand bol, mélanger la pomme, la poire, l'orange, les raisins, les caramboles et les noix.
d) Arroser de vinaigrette, mélanger pour bien enrober et servir.

54. Salade crémeuse de fruits tropicaux

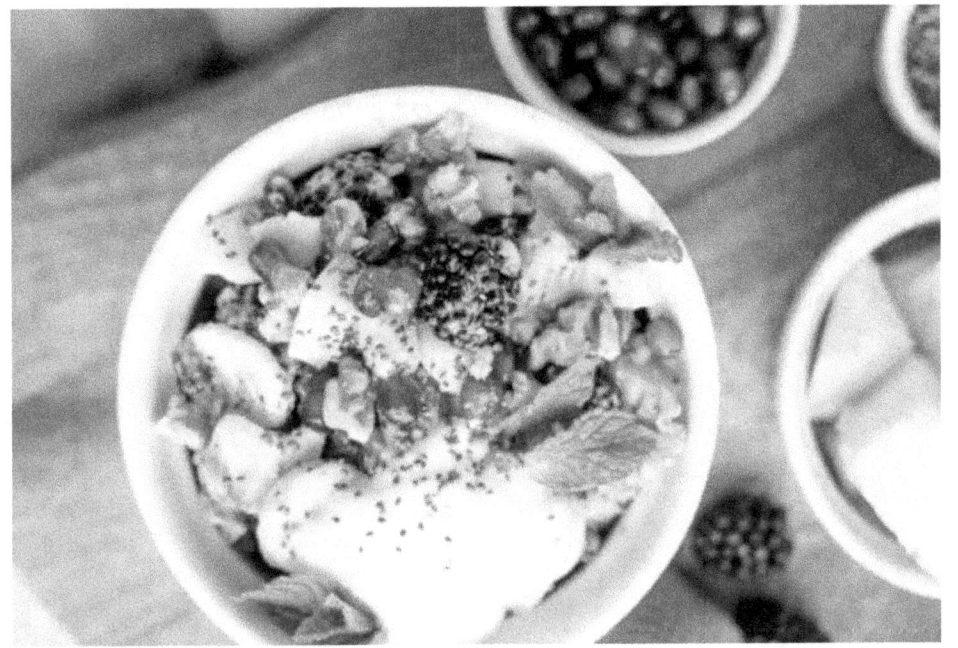

INGRÉDIENTS:
- Boîte de 15,25 onces de salade de fruits tropicaux, égouttée
- 1 banane, tranchée
- 1 tasse de garniture fouettée surgelée, décongelée

INSTRUCTIONS:
a) Dans un bol moyen, mélanger tous les ingrédients .
b) Remuer doucement pour enrober.

55. Salade de fruits à la philippine

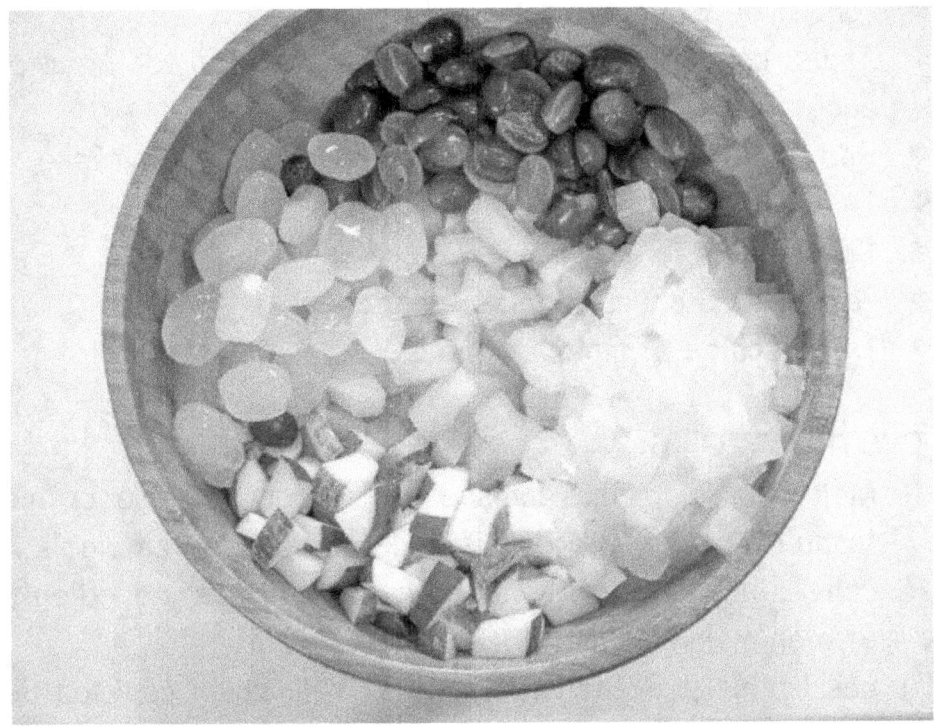

INGRÉDIENTS:

- 1½ tasse de crème épaisse
- Paquet de 8 onces. Fromage Frais
- Trois canettes de 14 onces de cocktail de fruits, égouttées
- Boîtes de 14 onces de morceaux d'ananas, égouttés
- 14 onces de litchis en boîte, égouttés
- 1 tasse de noix de coco
- Paquet de 8 onces d'amandes hachées
- 1½ tasses de pommes en cubes

INSTRUCTIONS:

a) Mélangez la crème épaisse et le fromage à la crème jusqu'à obtenir une consistance onctueuse semblable à celle d'une sauce. Mélanger avec d'autres ingrédients et bien mélanger, réfrigérer toute la nuit.

b) Les litchis peuvent être sautés, utilisez un cocktail de fruits tropicaux au lieu du cocktail de fruits habituel et préparez-en quatre canettes.

c) Les Philippins utilisent quelque chose appelé Nestlé's Cream, mais ce n'est pas facile à trouver.

56. Haupia avec salade de fruits exotiques

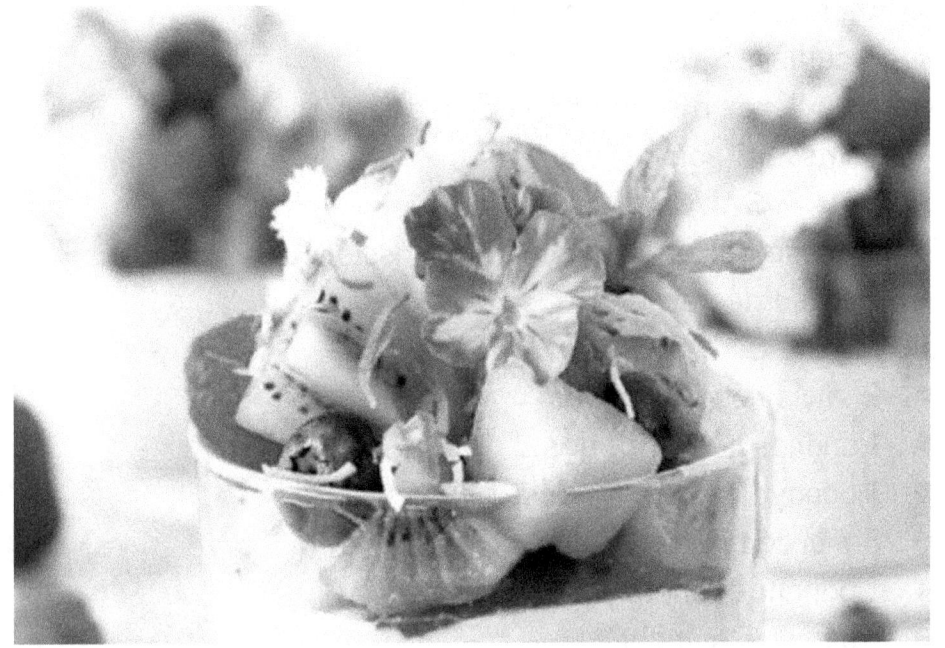

INGRÉDIENTS:
POUR HAUPIA :
- $1\frac{1}{2}$ tasse de lait de coco
- 6 cuillères à soupe de sucre
- 6 cuillères à soupe de fécule de maïs
- $\frac{3}{4}$ tasse d'eau

POUR LA SAUCE:
- $\frac{1}{2}$ tasse de jus de fruit de la passion
- 1 tasse de sucre

POUR LA SALADE DE FRUITS :
- 2 kiwis coupés en dés
- 1 ananas coupé en dés
- 1 papaye coupée en dés
- 8 morceaux de litchi
- 1 banane tranchée
- 1 mangue tranchée
- 8 brins de menthe fraîche

INSTRUCTIONS:
a) Haupia : Versez le lait de coco dans une casserole. Mélanger le sucre et la fécule de maïs, incorporer l'eau et bien mélanger. Incorporer le mélange de sucre au lait de coco.

b) Cuire et remuer à feu doux jusqu'à épaississement. Verser dans un moule carré de 8 pouces et réfrigérer jusqu'à consistance ferme. À l'aide d'un emporte-pièce, découpez des formes en forme de larme ou d'étoile.

c) Porter les ingrédients de la sauce à ébullition. Froideur. Mélanger les ingrédients de la salade de fruits , mélanger avec la sauce et réserver.

d) Placez trois à quatre morceaux d'Haupia sur une assiette froide et disposez les fruits tout autour.
e) Garnir de menthe fraîche.

57. Salade de fruits Ambrosia

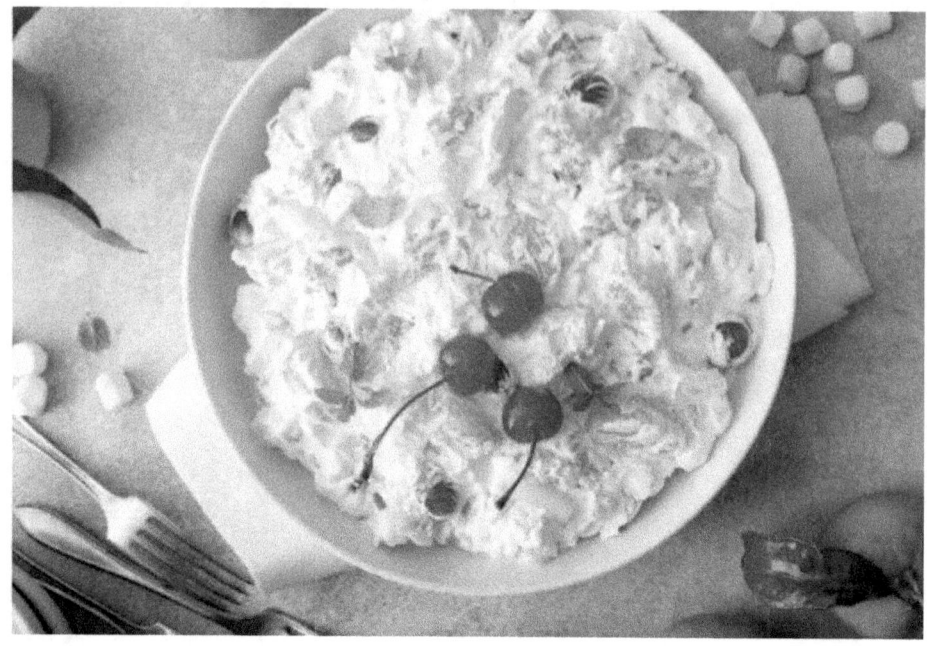

INGRÉDIENTS:
- 2 boîtes de mandarines, égouttées
- 2 Ananas, bouchées, égouttés
- 2 bananes, tranchées
- 2 tasses de raisins verts ou rouges sans pépins
- 2 yaourts à la vanille
- 1 tasse d'amandes effilées
- 2 tasses de noix de coco, en flocons
- 2 tasses de guimauves, mini

INSTRUCTIONS:
a) Mélanger tous les ingrédients et réfrigérer.

58. Salade de fruits à la vinaigrette à la menthe

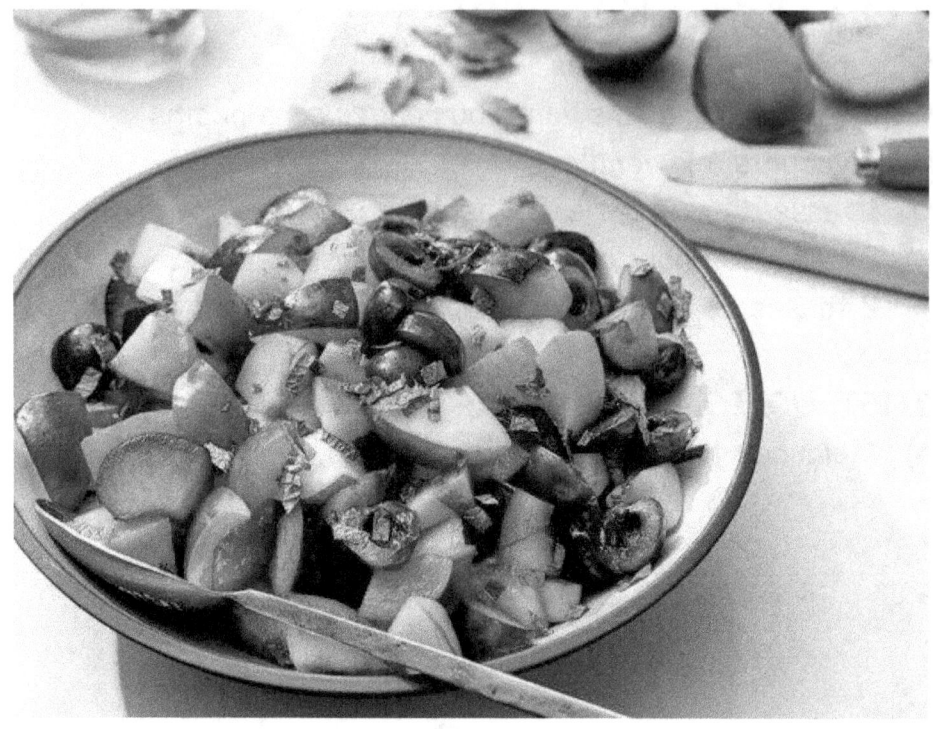

INGRÉDIENTS :
- ½ tasse de yaourt nature
- 1 cuillère à soupe de miel, deux goûts
- 1 cuillère à soupe d'Amaretto, deux pincées
- ½ cuillère à café d'extrait de vanille
- 1 trait de noix de muscade
- 2 cuillères à soupe de menthe fraîche hachée
- 5 grandes tasses de fruits frais, coupés en morceaux
- Feuilles de menthe entières pour garnir

INSTRUCTIONS :
a) Mélanger tous les ingrédients de la vinaigrette dans un petit bol et mélanger jusqu'à consistance lisse.
b) Mélangez les fruits dans un bol à mélanger. Ajouter la vinaigrette et bien mélanger.
c) Transférer dans un bol de service et garnir de feuilles de menthe entières.
d) Couvrir et réfrigérer brièvement avant de servir.

59. Salade de fruits du Sri Lanka

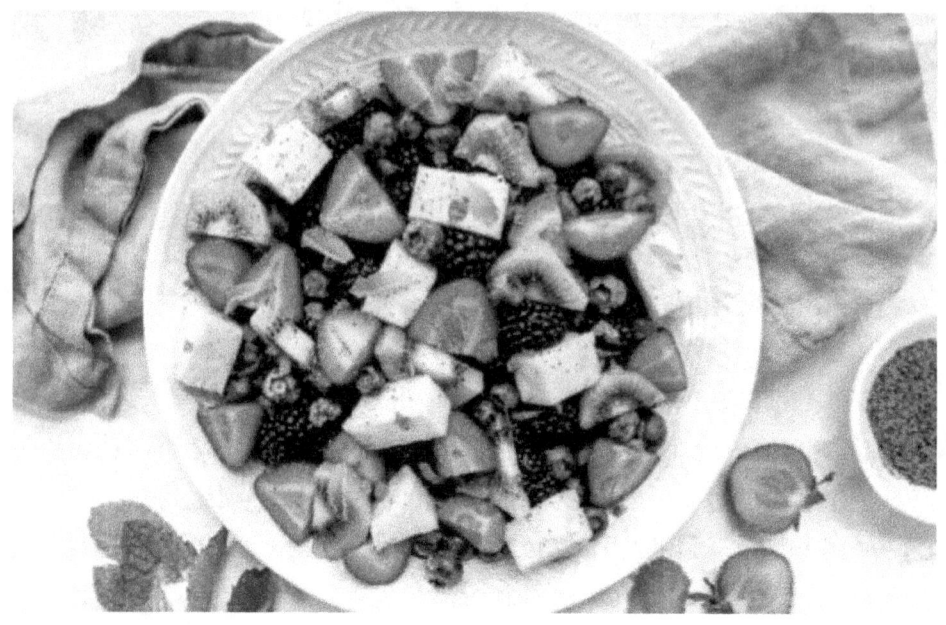

INGRÉDIENTS :

- 2 mangues, râpées
- 1 papaye, râpée
- 1 ananas
- 2 oranges
- 2 bananes
- 1 citron vert, jus de
- 110 grammes d'eau sucrée
- 1 cuillère à café de vanille
- 25 millilitres de rhum

INSTRUCTIONS :

a) Épluchez et coupez en dés les mangues, la papaye et l'ananas. Épluchez les oranges, retirez les pépins et divisez-les en tronçons. Épluchez et tranchez les bananes et arrosez-les de jus de citron vert pour éviter la décoloration.

b) Mélangez légèrement tous les fruits dans un saladier. Faites bouillir le sucre et l'eau ensemble et lorsque le sucre est dissous, retirez-le du feu et laissez refroidir. Ajoutez l'essence de vanille et le rhum au sirop de sucre et versez sur la salade de fruits. Laisser refroidir au réfrigérateur avant de servir.

60. Salade de fruits mimosa

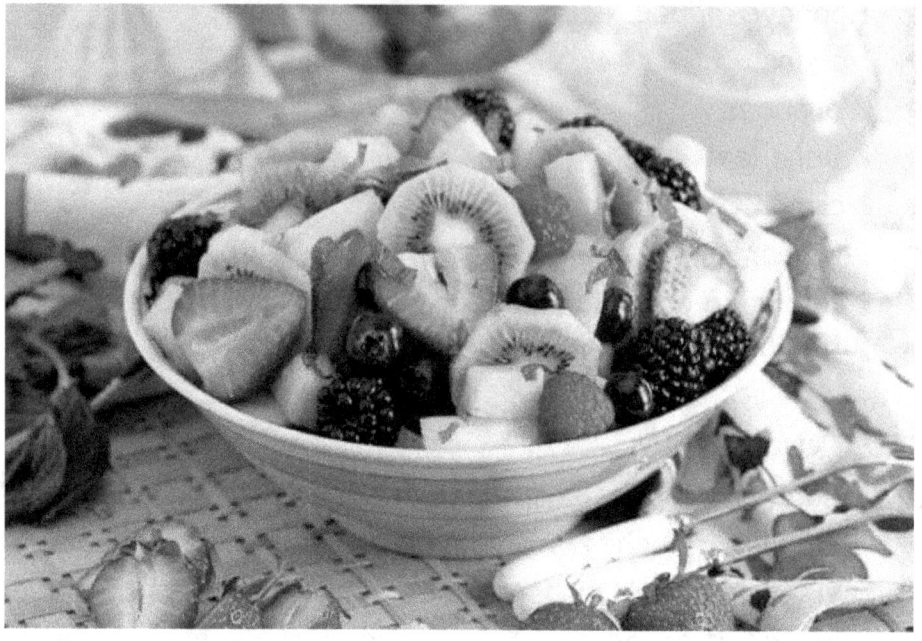

INGRÉDIENTS:

- 3 kiwis, pelés et tranchés
- 1 tasse de mûres
- 1 tasse de myrtilles
- 1 tasse de fraises, coupées en quartiers
- 1 tasse d'ananas, coupé en petits morceaux
- 1 tasse de Prosecco, réfrigéré
- $\frac{1}{2}$ tasse de jus d'orange fraîchement pressé
- 1 cuillère à soupe de miel
- $\frac{1}{2}$ tasse de menthe fraîche

INSTRUCTIONS:

a) Dans un grand bol, mélanger tous les fruits.
b) Versez le Prosecco, le jus d'orange et le miel sur les fruits et mélangez délicatement.
c) Garnir de menthe et servir.

61. Salade de fruits Mojito

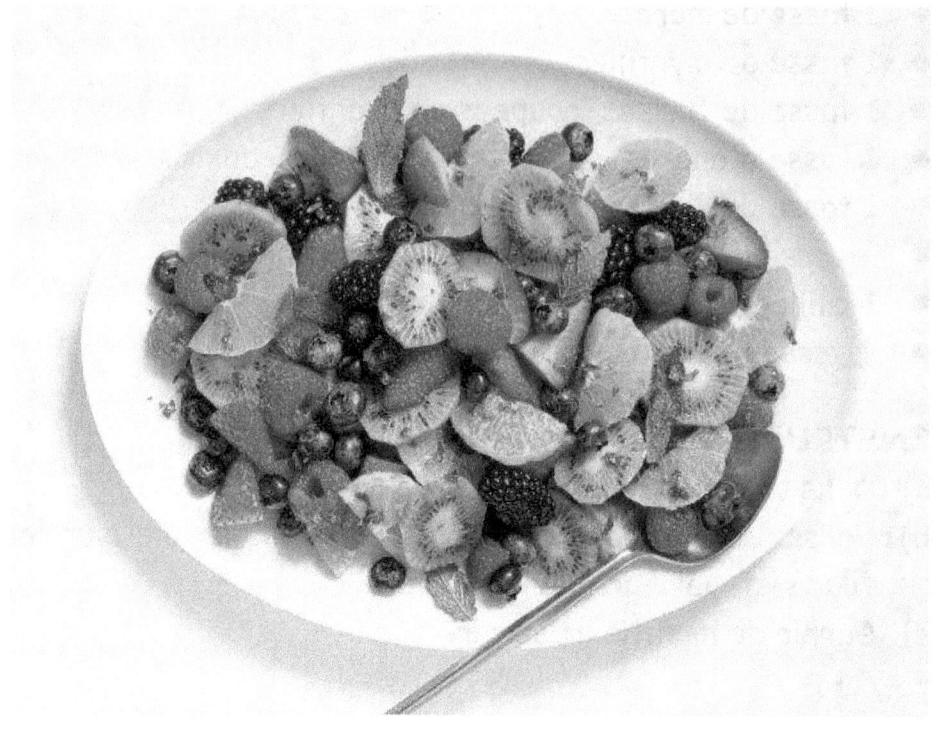

INGRÉDIENTS:
- 4 tasses de pastèque hachée
- 1 livre de fraises, hachées
- 6 onces de framboises
- 6 onces de myrtilles
- ¼ tasse de menthe emballée, hachée
- ¼ tasse de jus de citron vert frais
- 3 cuillères à soupe de sucre en poudre

INSTRUCTIONS:
a) Ajouter la pastèque, les fraises, les framboises, les myrtilles et la menthe dans un grand bol.
b) Mélangez le jus de citron vert et le sucre en poudre dans un petit bol, puis versez sur les fruits et les baies.
c) Mélangez délicatement avec une spatule puis laissez reposer au réfrigérateur pendant au moins 15 heures avant de servir pour permettre aux jus naturels des fruits de commencer à sortir.

62. Salade de fruits margarita

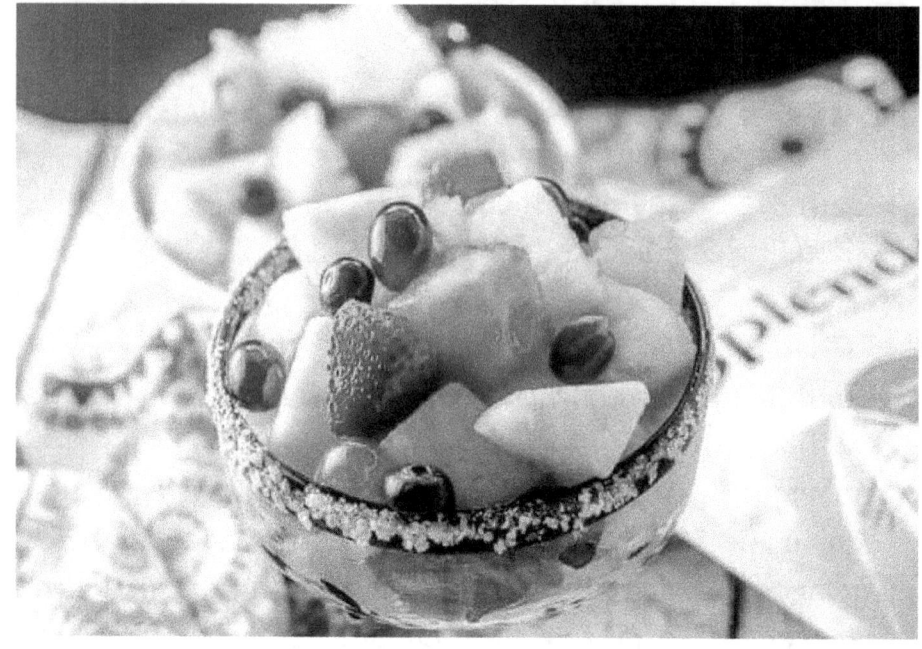

INGRÉDIENTS:
- 1 cantaloup et melon miel, coupés en morceaux
- 2 oranges et pamplemousses, pelés et coupés en tranches
- 1 mangue, pelée et coupée en dés
- 2 tasses de fraises, coupées en deux
- ½ tasse) de sucre
- ⅓ tasse de jus d'orange
- 3 cuillères à soupe de Téquila
- 3 cuillères à soupe de liqueur d'orange
- 3 cuillères à soupe de jus de citron vert
- 1 tasse de noix de coco fraîche grossièrement râpée

INSTRUCTIONS:
a) Mélangez les fruits et réservez. Dans une petite casserole, cuire le sucre et le jus d'orange à feu moyen-vif, en remuant, pendant 3 minutes ou jusqu'à ce que le sucre soit dissous.
b) Incorporer la tequila, la liqueur et le jus de citron vert. Laisser légèrement refroidir à température ambiante.
c) Mélanger avec des fruits. Couvrir et réfrigérer pendant au moins deux heures ou toute la nuit.
d) Juste avant de servir, saupoudrez de noix de coco.

63. Salade de riz aux fruits et aux noix

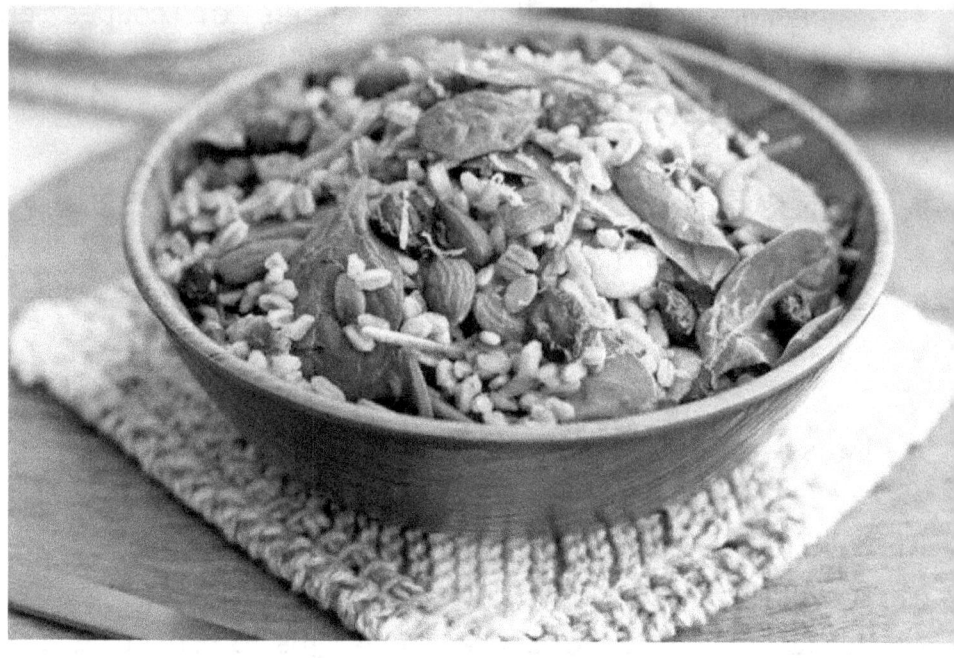

INGRÉDIENTS:

- 125 grammes de mélange de grains longs et de riz sauvage, cuit
- 298 grammes peuvent des segments de mandarine,
- 4 oignons nouveaux, tranchés en diagonale
- ½ poivron vert épépiné et tranché
- 50 grammes de raisins secs
- 50 grammes de noix de cajou
- 15 grammes d'amandes effilées
- 4 cuillères à soupe de jus d'orange
- 1 cuillère à soupe de vinaigre de vin blanc
- 1 cuillère à soupe d'huile
- 1 pincée de muscade
- Sel et poivre noir fraîchement moulu

INSTRUCTIONS:

a) Mettez tous les ingrédients de la salade dans un bol et mélangez bien.
b) Dans un autre bol, mélanger tous les ingrédients de la vinaigrette.
c) Versez la vinaigrette sur la salade, mélangez bien et transférez dans un plat de service.

64. Salade de fruits aux noix

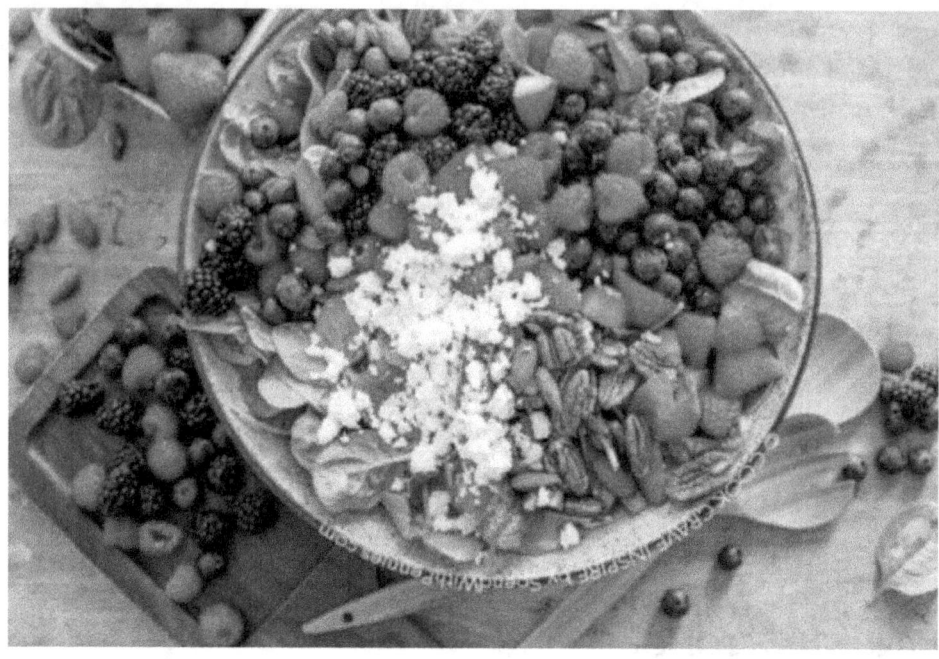

INGRÉDIENTS:
- 1 melon miel, petit
- 2 Des oranges
- 1 tasse de raisins bleus
- Feuilles de laitue
- 12 moitiés de noix
- 8 onces de yaourt
- 1 cuillère à soupe de jus de citron
- 1 cuillère à soupe de jus d'orange
- 1 cuillère à soupe de ketchup aux tomates
- 2 cuillères à soupe de lait évaporé
- Sel, trait
- Poivre blanc, trait

INSTRUCTIONS:
a) Retirez le melon avec une cuillère à melon. Coupez la peau des oranges, retirez la membrane blanche et coupez-les en travers.
b) Coupez les raisins en deux et retirez les pépins. Tapisser un bol en verre de feuilles de laitue et disposer les boules de melon, les tranches d'orange, les raisins et les noix en couches sur la laitue.
c) Mélanger et bien mélanger tous les ingrédients de la vinaigrette. Ajustez les assaisonnements. Verser la vinaigrette sur les fruits.
d) Laissez mariner les ingrédients de la salade pendant 30 minutes.

65. Salade de parfaits aux fruits

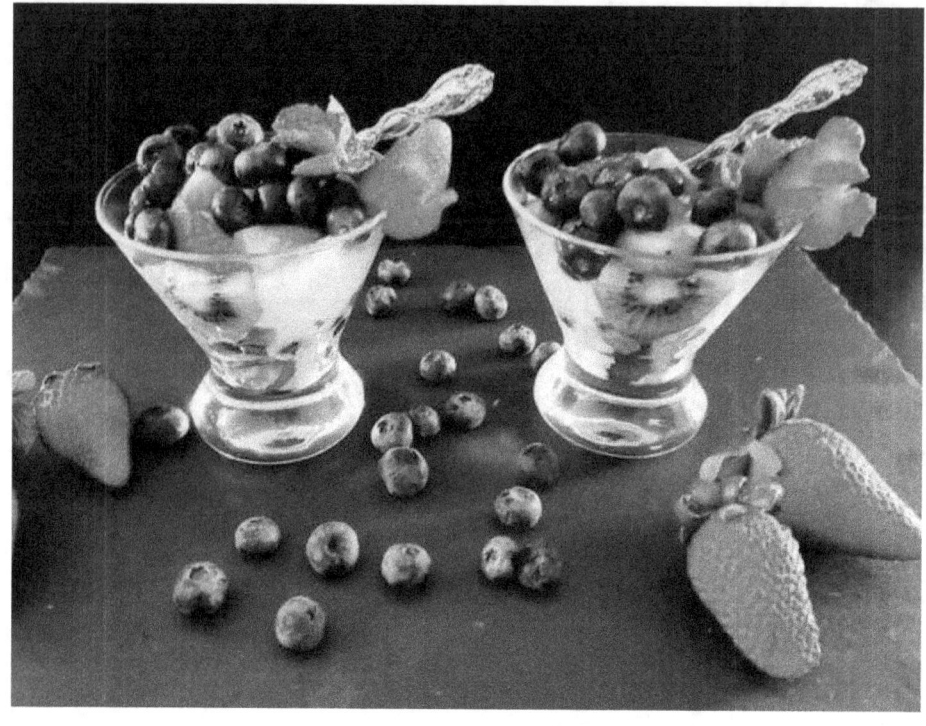

INGRÉDIENTS:
- 1 grosse boîte d'ananas écrasé
- 1 boîte de garniture pour tarte aux cerises
- 1 boîte de lait concentré sucré
- 1 grand carton de Cool Whip

INSTRUCTIONS:
a) Peut être consommé mou ou légèrement congelé, mais il a meilleur goût légèrement congelé.
b) Vous pouvez également remplacer d'autres garnitures pour tarte comme la mûre, la pêche ou la myrtille.

BOLS À SALADE VÉGÉ ARC-EN-CIEL

66. Salade arc-en-ciel

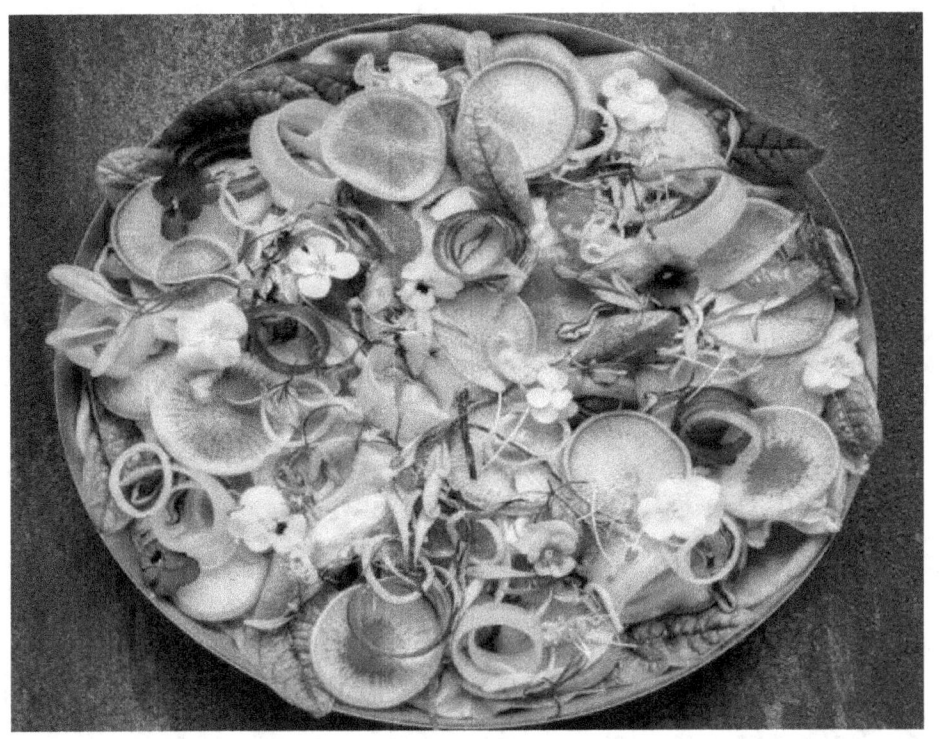

INGRÉDIENTS :

- Paquet de 5 onces de laitue pommée
- Paquet de 5 onces de roquette
- Paquet de 5 onces de mélange épicé Microgreens
- 1 radis violet émincé
- 1/2 tasse de pois mange-tout, tranchés finement
- 1 radis vert, tranché finement
- 1/4 tasse de chou rouge, râpé
- 2 échalotes, coupées en rondelles
- 1 radis pastèque, tranché finement
- 2 oranges sanguines, segmentées
- 3 carottes arc-en-ciel, coupées en rubans
- 1/2 tasse de jus d'orange sanguine
- 1/2 tasse d'huile d'olive extra vierge
- 1 cuillère à soupe de vinaigre de vin rouge
- 1 cuillère à soupe d'origan séché
- 1 cuillère à soupe de miel
- Sel et poivre, deux goûts
- pour garnir des fleurs comestibles

INSTRUCTIONS :

a) Mélangez l'huile d'olive, le vinaigre de vin rouge et l'origan dans un récipient. Ajouter les échalotes et laisser mariner au moins 2 heures sur le plan.
b) Réservez les échalotes.
c) Dans un bocal, fouettez ensemble le jus d'orange, l'huile d'olive, le miel et une touche de sel et de poivre jusqu'à obtenir une consistance épaisse et lisse. Assaisonnez avec du sel et du poivre selon votre goût.

d) Mélangez le mélange épicé de micropousses, de laitue et de roquette avec environ ¼ tasse de vinaigrette dans un très grand bol à mélanger.
e) Mélangez les carottes, les pois, les échalotes et les quartiers d'orange avec la moitié des radis.
f) Assemblez le tout et ajoutez de la vinaigrette supplémentaire et des fleurs comestibles pour terminer.

67. Salade de capucines et raisins

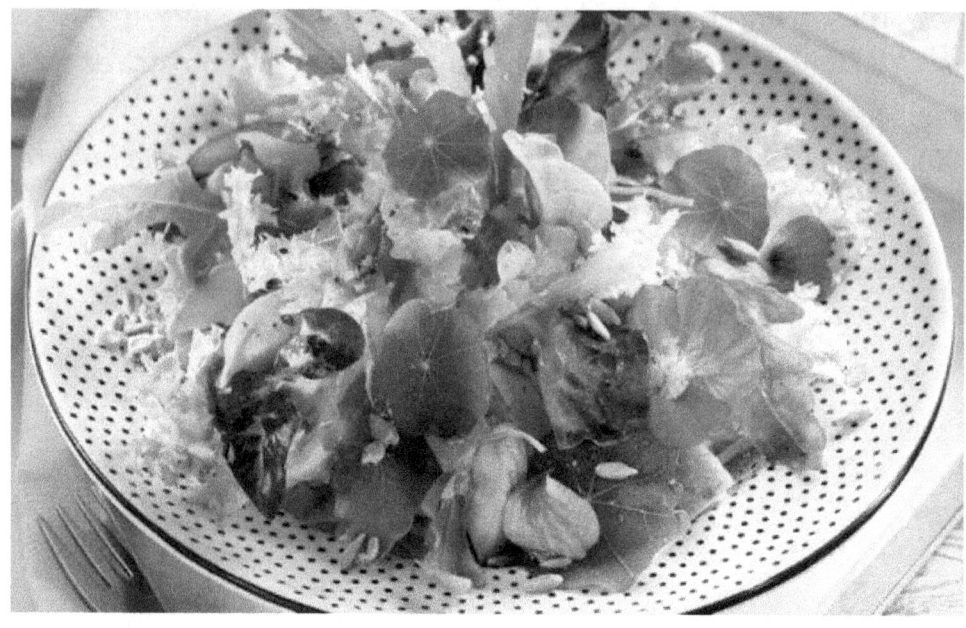

INGRÉDIENTS :
- 1 tête de laitue rouge
- 1 tasse de raisins sans pépins
- 8 feuilles de capucine
- 16 fleurs de capucine

VINAIGRETTE :
- 3 cuillères à soupe d'huile de salade
- 1 cuillère à soupe de vinaigre de vin blanc
- $1\frac{1}{2}$ cuillères à café de moutarde de Dijon
- 1 pincée de poivre noir

INSTRUCTIONS :
a) Sur chacune des quatre assiettes, disposez 5 feuilles de laitue rouge, $\frac{1}{4}$ tasse de raisins, 2 feuilles de capucine et 4 fleurs de capucine.
b) Mélanger tous les ingrédients de la vinaigrette dans un bol.
c) Verser uniformément la vinaigrette sur chaque salade.
d) Sers immédiatement.

68. Salade de pensées

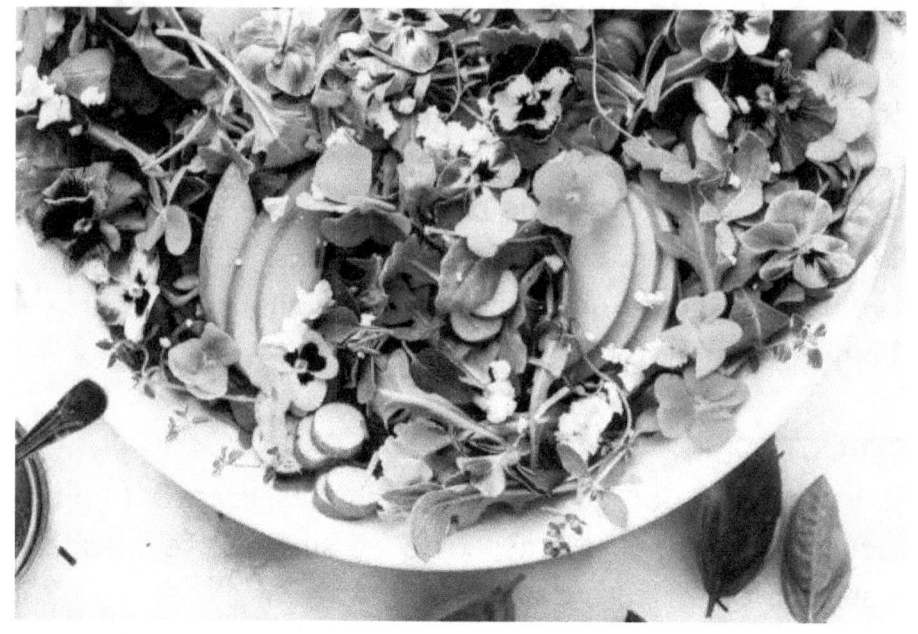

INGRÉDIENTS:
- 6 tasses de bébé roquette
- 1 pomme, tranchée très finement
- 1 carotte
- ¼ d'oignon rouge, tranché très finement
- une poignée d'herbes fraîches assorties comme le basilic, l'origan, le thym, les feuilles seulement
- 2 onces de fromage de chèvre crémeux, utilisez des pistaches concassées pour les végétaliens
- Pensées, tige retirée

VINAIGRETTE
- ¼ tasse d'orange sanguine
- 3 cuillères à soupe d'huile d'olive
- 3 cuillères à soupe de vinaigre de champagne
- pincée de sel

INSTRUCTIONS
a) Fouettez ensemble la vinaigrette en ajustant les ingrédients à votre goût.
b) Empilez les légumes verts dans un grand bol à salade.
c) Épluchez et coupez la carotte en fines lanières à l'aide d'un épluche-légumes.
d) Ajouter aux légumes verts avec les tranches de pomme, l'oignon et les herbes.
e) Assaisonner avec la vinaigrette et garnir la salade de crumbles de chèvre et de pensées.
f) Sers immédiatement.

69. Salade verte aux fleurs comestibles

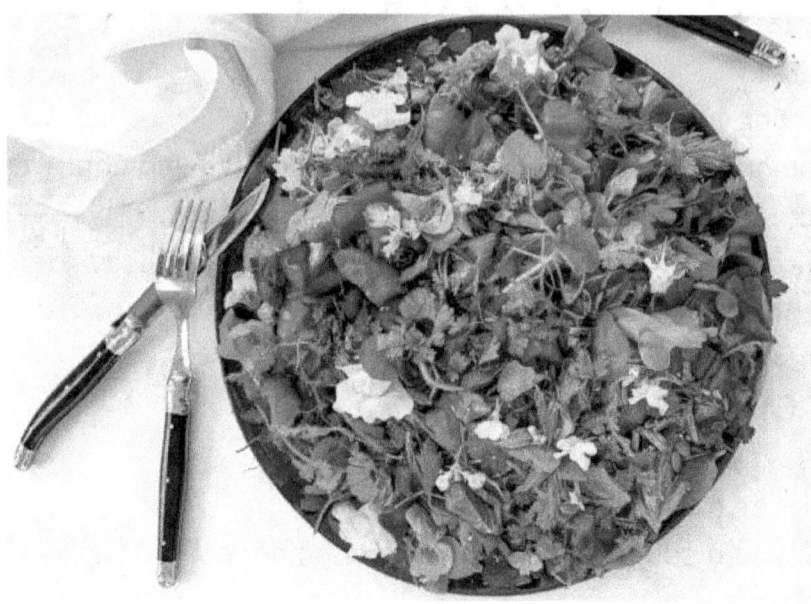

INGRÉDIENTS:
- 1 cuillère à café de vinaigre de vin rouge
- 1 cuillère à café de moutarde de Dijon
- 3 cuillères à soupe d'huile d'olive extra vierge
- Gros sel et poivre fraîchement moulu
- 5 ½ onces de jeunes pousses de salade tendres
- 1 paquet d'altos non pulvérisés ou d'autres fleurs comestibles

INSTRUCTIONS
a) Mélangez le vinaigre et la moutarde dans un bol.
b) Incorporer progressivement l'huile, puis assaisonner la vinaigrette avec du sel et du poivre.
c) Mélanger la vinaigrette avec les légumes verts et garnir de fleurs. Sers immédiatement.

70. Salade d'été au tofu & fleurs comestibles

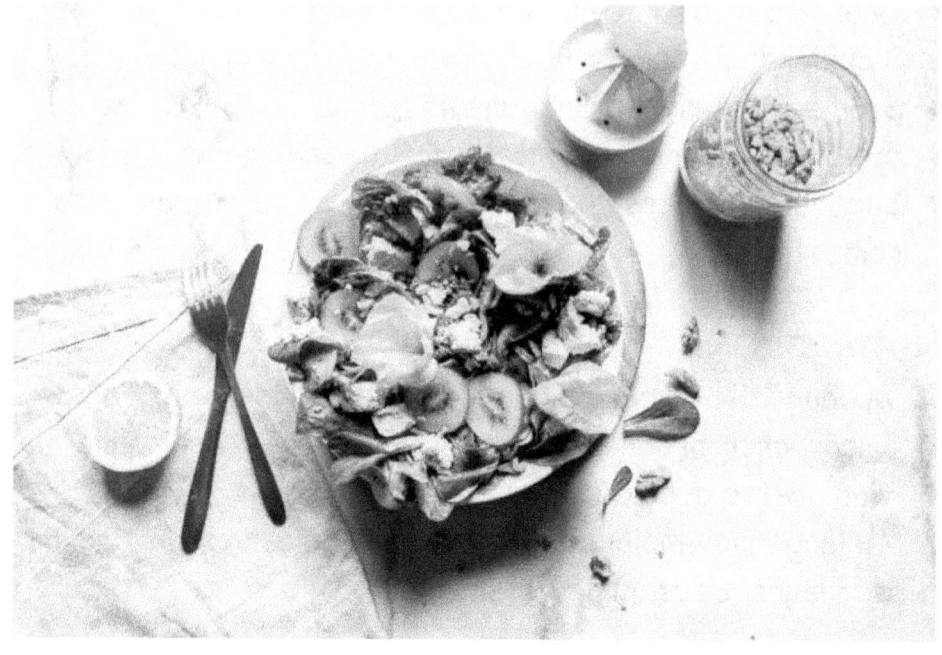

INGRÉDIENTS:
POUR LA SALADE D'ÉTÉ :
- 2 têtes de laitue au beurre
- 1 livre de mâche
- 2 kiwis dorés, utilisez du vert si le doré n'est pas disponible
- 1 poignée de fleurs comestibles en option - j'ai utilisé de l'onagre de mon jardin
- 1 poignée de noix
- 2 cuillères à café de graines de tournesol facultatif
- 1 citron

POUR LE TOFU FETA :
- 1 bloc de tofu que j'ai utilisé extra-ferme
- 2 cuillères à soupe de vinaigre de cidre de pomme
- 2 cuillères à soupe de jus de citron frais
- 2 cuillères à soupe de poudre d'ail
- 2 cuillères à soupe de poudre d'oignon
- 1 cuillère à café d'aneth frais ou sec
- 1 pincée de sel

INSTRUCTIONS
a) Dans un bol, coupez le tofu extra ferme en cubes, ajoutez tous les autres ingrédients et écrasez-le à la fourchette.
b) Mettre dans un récipient hermétique et conserver au réfrigérateur pendant quelques heures.
c) Pour servir, disposez les plus grosses feuilles au fond de votre grand bol : la laitue au beurre et la mâche dessus.
d) Coupez les kiwis en tranches et disposez-les sur les feuilles de laitue.

e) Répartissez quelques noix et graines de tournesol dans le bol.
f) Cueillez et soigneusement vos fleurs comestibles. Disposez-les délicatement autour de votre salade.
g) Sortez le tofu feta du réfrigérateur, à ce stade vous devriez pouvoir le couper/l'émietter. Mettez de gros morceaux tout autour.
h) Pressez un demi-citron partout et apportez l'autre moitié à table pour en ajouter.

POKE BOLS ARC-EN-CIEL

71. Poke Bowl aux fruits du dragon et au saumon

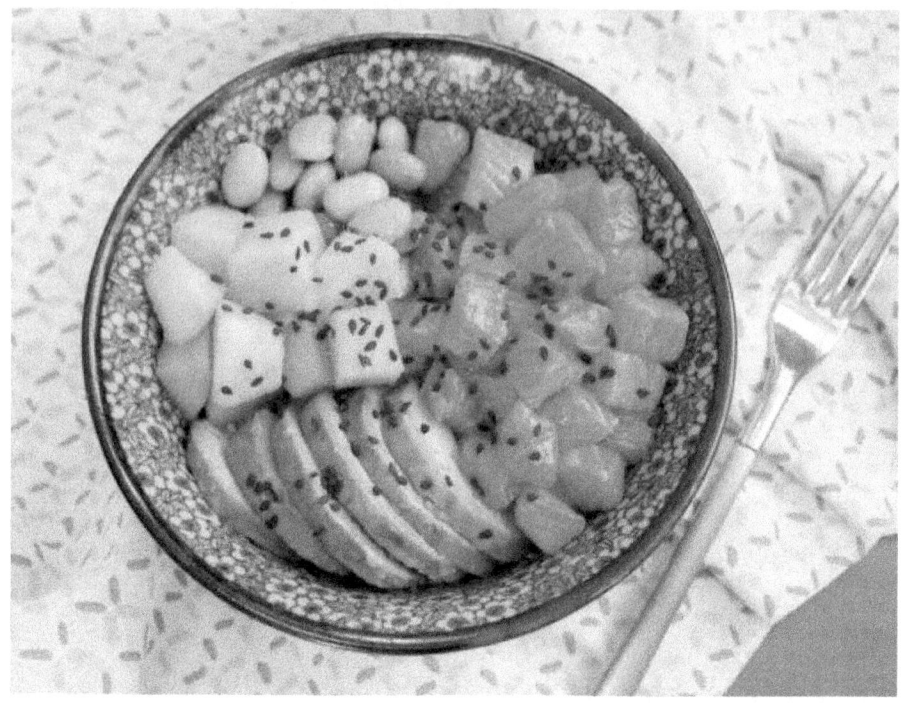

INGRÉDIENTS :

- 1 fruit du dragon
- 1 livre de saumon de qualité sushi, en cubes
- ½ tasse de concombre tranché
- ½ tasse d'avocat tranché
- ¼ tasse d'oignons verts tranchés
- 2 cuillères à soupe de sauce soja
- 2 cuillères à soupe de vinaigre de riz
- 1 cuillère à soupe d'huile de sésame
- Sel et poivre au goût
- Riz cuit, pour servir

INSTRUCTIONS :

a) Coupez le fruit du dragon en deux et retirez la chair.
b) Dans un grand bol, mélanger le saumon, le concombre, l'avocat et les oignons verts.
c) Dans un autre bol, fouetter ensemble la sauce soja, le vinaigre de riz, l'huile de sésame, le sel et le poivre.
d) Incorporer la vinaigrette au mélange de saumon jusqu'à ce que le tout soit bien mélangé.
e) Incorporez la chair du fruit du dragon.
f) Servir sur du riz cuit.

72. Ahi Poke hawaïen

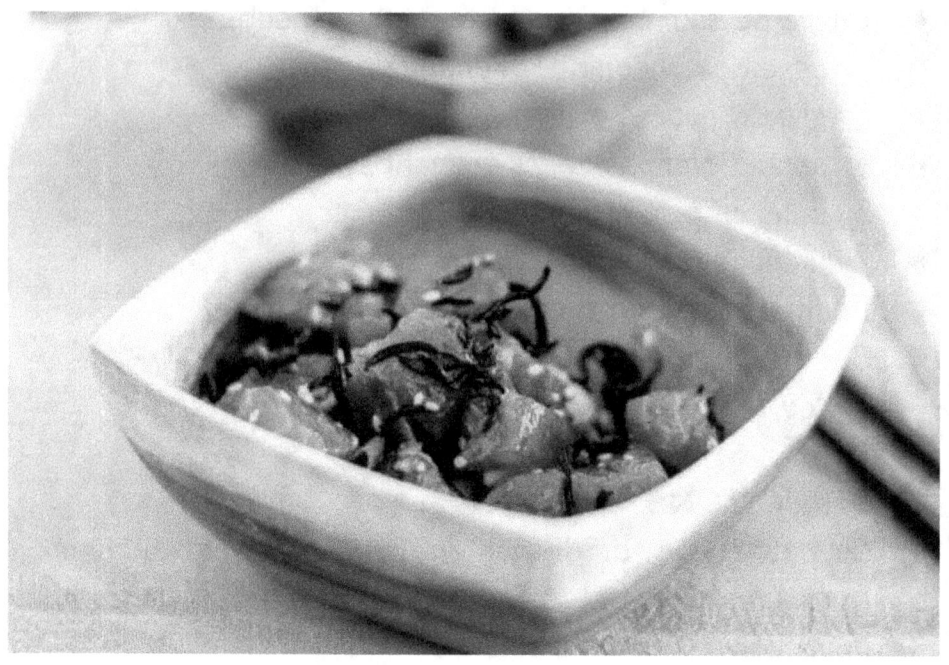

INGRÉDIENTS:
- 1 livre d'ahi, coupée en cubes de 1 pouce
- 2 cuillères à soupe d'oignon vert tranché
- 2 cuillères à soupe de limu kohu grossièrement haché
- 1 cuillère à soupe d'oignon doux de Maui finement coupé
- 1 cuillère à café de cannelle
- Sel hawaïen au goût
- Facultatif : 1 à 3 piments hawaïens, finement coupés
- Noix de Kukui grillées, 4oz (113g)
- Sel de mer blanc d'Hawaï des îles hawaïennes, sac de 2 lb

INSTRUCTIONS:
a) Placez l'ahi dans un bol de taille moyenne à grande.
b) Ajouter les ingrédients et mélanger délicatement pour combiner.

73. Poke Bowls au thon et à la mangue

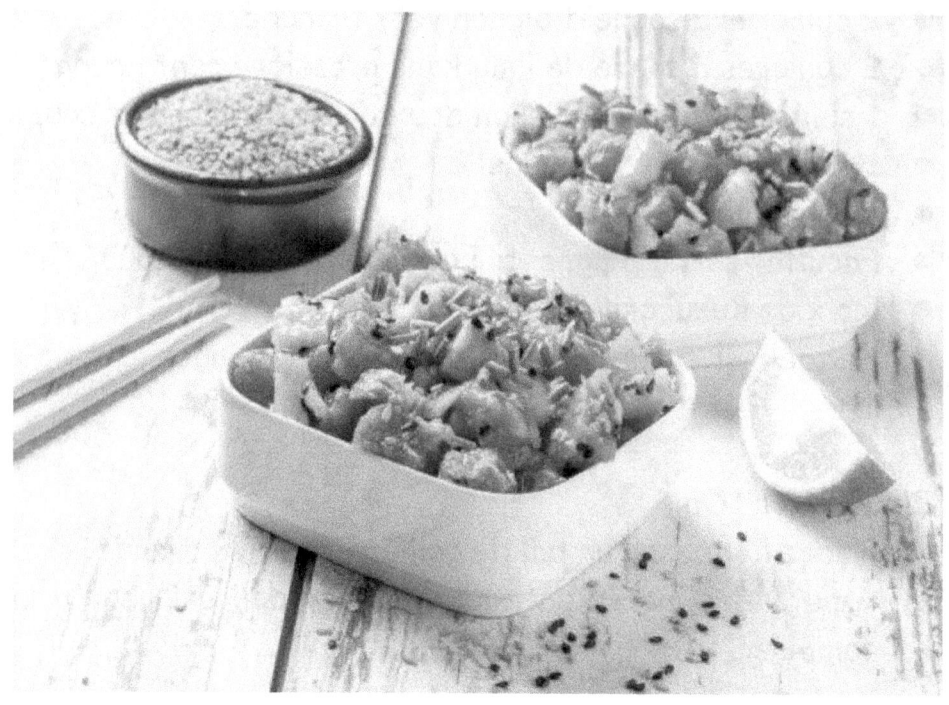

INGRÉDIENTS :
- 60 ml de sauce soja (¼ tasse + 2 cuillères à soupe)
- 30 ml d'huile végétale (2 cuillères à soupe)
- 15 ml d'huile de sésame (1 cuillère à soupe)
- 30 ml de miel (2 cuillères à soupe)
- 15 ml de Sambal Oelek (1 cuillère à soupe, voir note)
- 2 cuillères à café de gingembre frais râpé (voir note)
- 3 oignons verts, tranchés finement (parties blanches et vertes)
- 454 grammes de thon ahi de qualité sushi (1 livre), coupé en morceaux de ¼ ou ½ pouce
- 2 tasses de riz à sushi, cuit selon les instructions sur l'emballage (remplacer par tout autre riz ou grain)

GARNITURES FACULTATIVES :
- Avocat tranché
- Concombre tranché
- Edamame
- Gingembre mariné
- Mangues coupées en cubes
- Chips de pommes de terre ou chips wonton
- graines de sésame

INSTRUCTIONS :
a) Dans un bol moyen, fouetter ensemble la sauce soja, l'huile végétale, l'huile de sésame, le miel, le Sambal Oelek, le gingembre et les oignons verts.

b) Ajoutez les dés de thon au mélange et mélangez. Laissez le mélange mariner au réfrigérateur pendant au moins 15 minutes ou jusqu'à 1 heure.

c) Pour servir, versez le riz à sushi dans des bols, garnissez de poke de thon mariné et ajoutez les garnitures de votre choix.
d) Il y aura de la sauce supplémentaire à arroser sur les garnitures ; servez-le à côté.

74. Poke Bowl au thon épicé

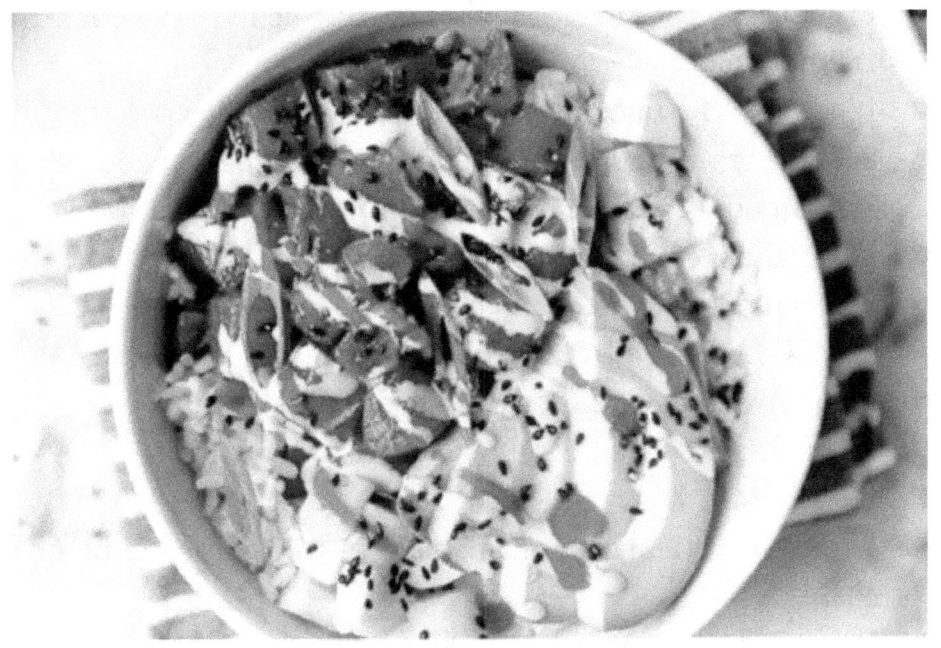

INGRÉDIENTS:
POUR LE THON :
- 1/2 livre de thon de qualité sushi, coupé en cubes de 1/2 pouce
- 1/4 tasse d'oignons verts tranchés
- 2 cuillères à soupe de sauce soja à teneur réduite en sodium ou de tamari sans gluten
- 1 cuillère à café d'huile de sésame
- 1/2 cuillère à café de Sriracha

POUR LA MAYONNAISE ÉPICÉE :
- 2 cuillères à soupe de mayonnaise légère
- 2 cuillères à café de sauce sriracha

POUR LE BOL :
- 1 tasse de riz brun à grains courts cuit ou de riz blanc à sushi
- 1 tasse de concombres, pelés et coupés en cubes de 1/2 pouce
- 1/2 avocat Hass moyen (3 onces), tranché
- 2 oignons verts, tranchés pour la garniture
- 1 cuillère à café de graines de sésame noir
- Soja à teneur réduite en sodium ou tamari sans gluten, pour servir (facultatif)
- Sriracha, pour servir (facultatif)

INSTRUCTIONS:
a) Dans un petit bol, mélanger la mayonnaise et la sriracha, en diluant avec un peu d'eau pour arroser.
b) Dans un bol moyen, mélanger le thon avec les oignons verts, la sauce soja, l'huile de sésame et la sriracha. Mélangez délicatement et réservez pendant que vous préparez les bols.

c) Dans deux bols, répartir la moitié du riz, la moitié du thon, l'avocat, le concombre et les oignons verts.
d) Arroser de mayonnaise épicée et saupoudrer de graines de sésame. Servir avec de la sauce soja supplémentaire en accompagnement, si désiré.
e) Savourez les saveurs audacieuses et épicées de ce délicieux Poke Bowl au thon épicé !

75. Poke Bowl au saumon Shoyu et mayonnaise épicée

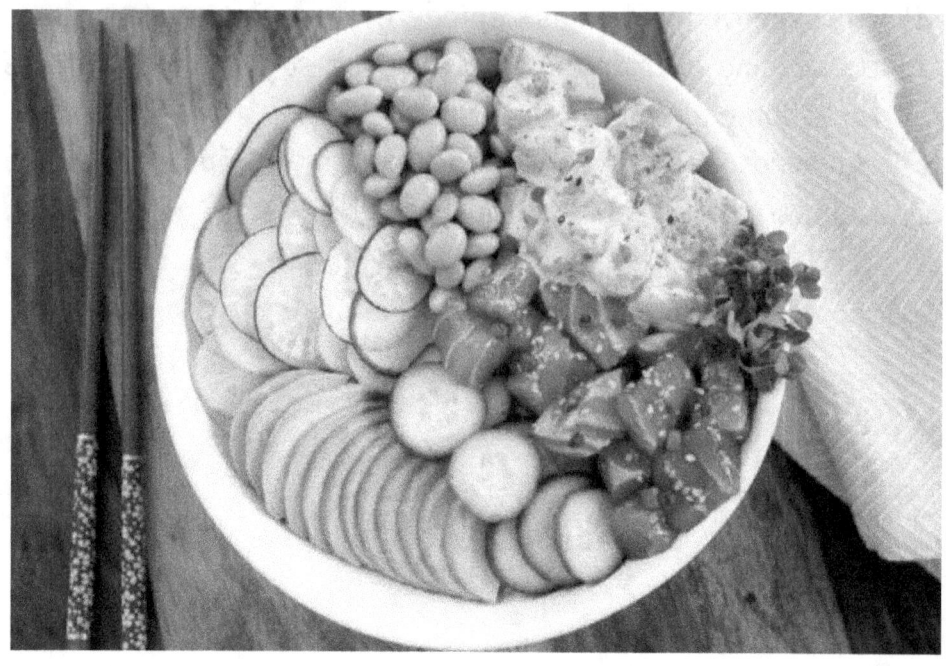

INGRÉDIENTS:
- 10 oz de saumon ou de thon de qualité sashimi, coupés en petits cubes et divisés en deux
- 2 portions de riz, riz japonais à grains courts de préférence
- Assaisonnement Furikake

MARINADE SHOYU POUR 5OZ DE POISSON :
- 1 cuillère à soupe de sauce soja japonaise
- ½ cuillère à café d'huile de sésame
- ½ cuillère à café de graines de sésame grillées
- 1 oignon vert, haché
- ¼ petit oignon doux, tranché finement (facultatif)

MAYO ÉPICÉE POUR 5OZ DE POISSON :
- 1 cuillère à soupe de mayonnaise Kewpie
- 1 cuillère à café de sauce chili douce
- ¼ cuillère à café de Sriracha
- ¼ cuillère à café d'huile de piment La-Yu ou d'huile de sésame
- Une pincée de sel marin
- 1 oignon vert, haché
- 1 cuillère à café de Tobiko, facultatif

IDÉES DE TOPPING :
- Edamame décortiqué
- Avocat
- Salade de crabe épicée
- Concombres japonais, tranchés finement
- Salade d'algues
- Radis, tranchés finement
- Masago
- Gingembre mariné
- Wasabi

- Oignons frits croustillants
- Germes de Radis
- Shichimi Togarashi

INSTRUCTIONS:
MARINADE SHOYU :
a) Dans un bol, mélanger la sauce soja japonaise, l'huile de sésame, les graines de sésame rôties, les oignons verts hachés, l'oignon doux tranché (facultatif) et 5 oz de saumon en cubes.
b) Mélangez et placez-le au réfrigérateur pendant la préparation des autres ingrédients.

MAYO ÉPICÉE :
c) Dans un bol, mélanger la mayonnaise Kewpie, la sauce chili douce, la Sriracha, l'huile de chili La-Yu, une pincée de sel marin et les oignons verts hachés. Ajustez les niveaux d'épices au goût en ajoutant plus de Sriracha si vous le souhaitez. Ajoutez 5 oz de saumon en cubes, mélangez et placez-le au réfrigérateur.

ASSEMBLÉE:
d) Placer le riz dans deux bols de service, saupoudrer d'assaisonnement Furikake.
e) Garnir les bols de riz de saumon Shoyu, de saumon mayo épicé, de concombre, d'avocat, de radis, d'edamame et de toute autre garniture préférée.

76. Poke Bowls d'imitation de crabe de Californie

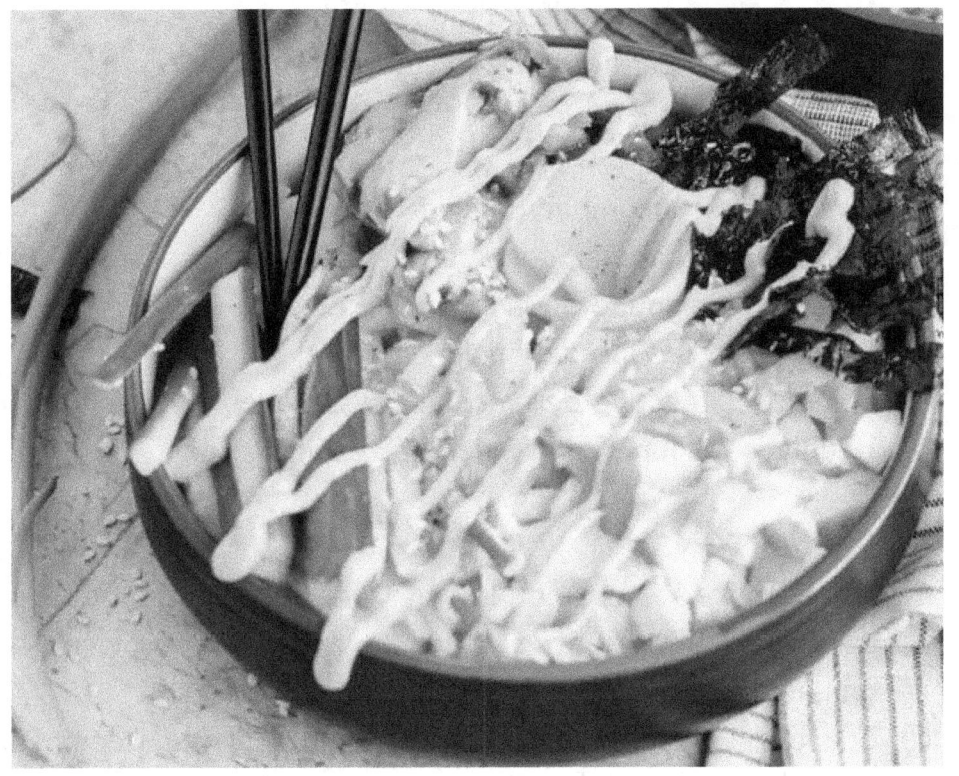

INGRÉDIENTS:

- 2 tasses de riz basmati ou au jasmin
- 1 paquet snack lamelles d'algues rôties
- 1 tasse de chair de crabe imitation
- ½ mangue
- ½ avocat
- ½ tasse de concombre anglais
- ¼ tasse de jalapeño, coupé en dés
- 4 cuillères à soupe de mayonnaise épicée
- 3 cuillères à soupe de vinaigre de riz
- 2 cuillères à soupe de glaçage balsamique
- 1 cuillère à soupe de graines de sésame

INSTRUCTIONS:

a) Faites cuire le riz selon les instructions sur l'emballage. Une fois cuit, ajoutez le vinaigre de riz et placez-le dans votre bol.

b) Coupez très finement la mangue et les légumes. Tranchez les jalapenos pour un croquant épicé. Disposez-les sur le riz.

c) Ajoutez la chair de crabe finement coupée en dés dans le bol.

d) Verser un filet de mayonnaise épicée et de glaçage balsamique sur le bol pour plus de saveur. Garnir de graines de sésame et de lanières d'algues.

e) Apprécier!

77. Poke Bowls de crabe épicé

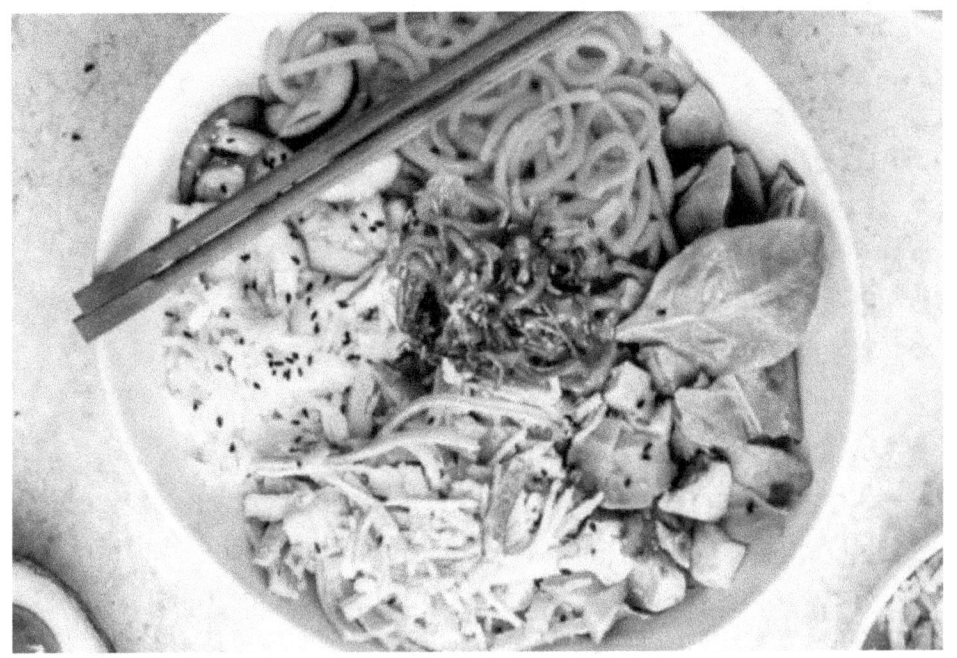

INGRÉDIENTS:
RIZ À SUSHIS:
- 1 tasse de riz à sushi à grains courts
- 2 cuillères à soupe de vinaigre de riz
- 1 cuillère à café de sucre

SAUCE POKÉ BOWL :
- 1 cuillère à soupe de cassonade
- 3 cuillères à soupe de mirin
- 2 cuillères à soupe de vinaigre de riz
- 3 cuillères à soupe de sauce soja
- ¼ cuillère à café de fécule de maïs

SALADE DE CRABE ÉPICÉE :
- 8 onces de chair d'imitation de crabe, râpée ou hachée
- ⅓ tasse de mayonnaise (à la japonaise si disponible)
- 2 cuillères à soupe de sriracha, plus ou moins au goût

POKE BOWLS (UTILISEZ CELUI DE VOTRE CHOIX) :
- Salade d'algues
- Oignons verts tranchés
- Concombres tranchés
- Carottes en julienne
- Avocat en cubes
- Feuilles d'épinards fraîches
- Daikon mariné ou autres cornichons japonais
- huile de sésame
- graines de sésame

INSTRUCTIONS:
PRÉPAREZ LE RIZ À SUSHI :
a) Faites cuire le riz à sushi selon les instructions sur l'emballage. Une fois cuit, saupoudrez de vinaigre de riz

et de sucre. Remuer doucement pour combiner. Laissez le riz refroidir légèrement.

PRÉPAREZ LA SAUCE POKE BOWL :

b) Fouetter ensemble la cassonade, le mirin, le vinaigre de riz, la sauce soja et la fécule de maïs dans une casserole froide. Faites chauffer la sauce à feu moyen, portez-la à ébullition et laissez mijoter une minute. Remuer pendant ce processus. Éteignez le feu et laissez la sauce refroidir pendant que vous préparez les autres ingrédients du bol.

PRÉPAREZ LA SALADE DE CRABE ÉPICÉE :

c) Dans un bol, mélanger la chair de crabe, la mayonnaise et la sriracha. Ajustez la sriracha ou la mayonnaise à votre guise.

d) Réfrigérer jusqu'au moment de l'utiliser.

ASSEMBLER LES POKE BOWLS :

e) Créez une base avec du riz et/ou des épinards frais dans des bols peu profonds. Garnir de crabe épicé et de garnitures supplémentaires de votre choix.

f) Verser la sauce poke préparée sur les bols assemblés. Ajoutez une touche d'huile de sésame et saupoudrez de graines de sésame pour plus de saveur.

g) Servir immédiatement avec des ingrédients froids sur du riz chaud. Savourez le délicieux mélange de crabe épicé, de riz à sushi et de sauce poke bowl au soja sucrée !

78. Poke Bowls crémeux aux crevettes Sriracha

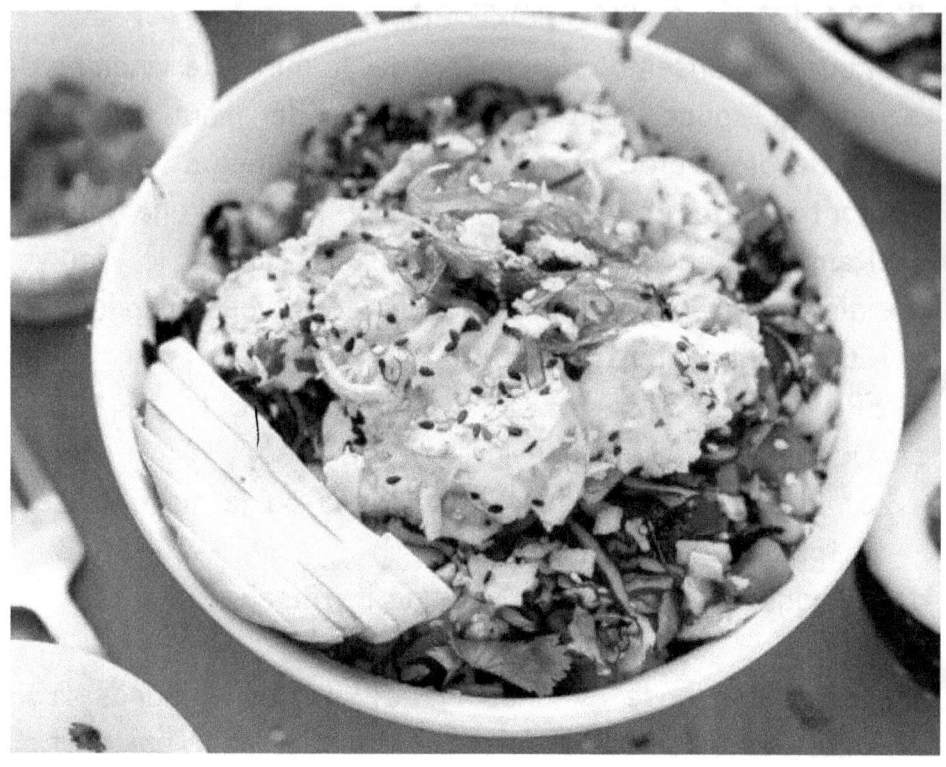

INGRÉDIENTS:
POUR LES POKÉ BOWLS :
- 1 lb de crevettes cuites
- 1 feuille de nori, coupée en lanières
- 1 avocat, tranché
- 1 paquet de salade d'algues
- 1/2 poivron rouge, coupé en dés
- 1/2 tasse de chou rouge, tranché finement
- 1/3 tasse de coriandre, finement hachée
- 2 cuillères à soupe de graines de sésame
- 2 cuillères à soupe de lanières de wonton

POUR LE RIZ À SUSHI :
- 1 tasse de riz à sushi cuit (environ 1/2 tasse sec – voir l'emballage pour la quantité d'eau, généralement 1 1/2 tasse)
- 2 cuillères à soupe de sucre
- 2 cuillères à soupe de vinaigre de vin de riz

POUR LA SAUCE CRÉMEUSE SRIRACHA :
- 1 cuillère à soupe de Sriracha
- 1/2 tasse de crème sure

POUR LE MAÏS À LA CITRONNELLE :
- 1/2 tasse de maïs
- 1/2 tige de citronnelle, tranchée finement
- 1 gousse d'ail, hachée
- 1 cuillère à soupe de sauce soja

INSTRUCTIONS:
PRÉPAREZ LE RIZ À SUSHI :
a) Cuire le riz à sushi dans un cuiseur à riz ou selon les instructions sur l'emballage. Une fois la cuisson

terminée, ajoutez le sucre et le vinaigre de riz en remuant pour bien enrober.

Sauce Sriracha crémeuse :

b) Mélanger la sriracha et la crème sure ensemble. Mélanger les crevettes dans cette sauce. Utilisez des crevettes précuites ou décongelez des crevettes crues surgelées et faites-les bouillir dans l'eau pendant 2-3 minutes.

Maïs à la citronnelle :

c) Faire sauter le maïs, la sauce soja, l'ail et la citronnelle à feu moyen-vif pendant 5 à 6 minutes jusqu'à ce qu'ils soient bien cuits.

ASSEMBLER LES POKE BOWLS :

d) Ajoutez du riz à sushi dans chaque bol, puis recouvrez de crevettes et de toutes les autres garnitures, y compris les lanières de nori, les tranches d'avocat, la salade d'algues, le poivron rouge coupé en dés, le chou rouge tranché finement, la coriandre, les graines de sésame et les lanières de wonton.

e) Mélangez le tout dans le bol, en vous assurant que les crevettes crémeuses enrobées de sriracha sont uniformément réparties.

79. Poke Bowl au poisson et au wasabi

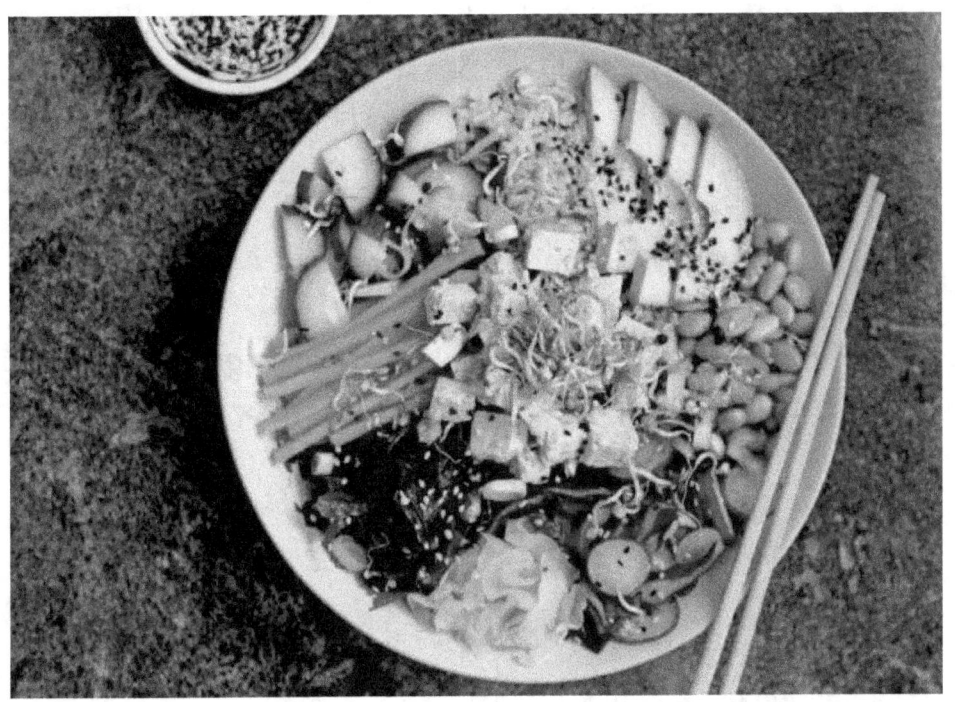

INGRÉDIENTS:
POUR LE POISSON :
- 1 filet de saumon ou de thon (assurez-vous qu'il est de qualité sashimi/sushi - peut être consommé cru en toute sécurité !) ou utilisez du saumon fumé, du poulet cuit, des crevettes, etc.
- ⅓ tasse d'aminos de noix de coco
- ¼ tasse de jus d'orange conforme
- Wasabi conforme
- 1 sachet (2 cuillères à soupe) de vinaigrette ranch à l'avocat Tessemae

POUR LE BOL :
- Riz au chou-fleur (cuit ou cru)
- Concombre coupé en dés
- Mangues coupées en cubes
- Ananas en dés
- Oignon rouge coupé en dés
- Oignon vert
- Carottes râpées
- Pois mange-tout
- Les options et la polyvalence sont infinies !

INSTRUCTIONS:
PRÉPARER LE POISSON :
a) Filetez le poisson si ce n'est déjà fait.
b) Coupez le poisson en petits cubes.

PRÉPARER LA MARINADE :
c) Dans un petit bol, mélanger les acides aminés de noix de coco, le jus d'orange, le wasabi et la vinaigrette ranch à l'avocat de Tessemae.

d) Faites mariner les cubes de poisson dans ce mélange pendant 10 à 15 minutes.

Assemblez le bol :

e) Utilisez autant ou aussi peu de fruits et légumes que vous préférez. C'est ton poke bowl !
f) Mélanger le riz au chou-fleur, les dés de concombre, les dés de mangue, les dés d'ananas, les dés d'oignon rouge, l'oignon vert, les carottes râpées et les pois mange-tout dans un bol.
g) Placez délicatement les cubes de poisson marinés sur les légumes assemblés et le riz au chou-fleur.

80. Poke Bowl au thon Ahi épicé Keto

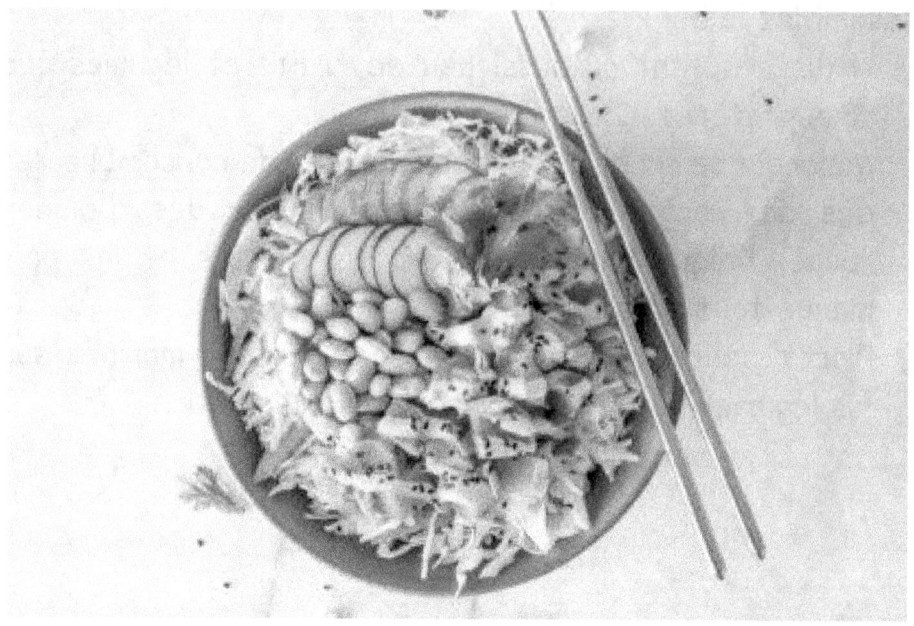

INGRÉDIENTS:
- Kit de poke au thon Ahi de 1 livre de Vital Choice
- 1 lot de mayonnaise asiatique sucrée et épicée (recette ci-dessous)

GARNITURES ET GARNITURES FACULTATIVES :
- Riz au chou-fleur
- Riz sans glucides
- Edamame écossé biologique
- Chou râpé
- Carottes râpées
- Carottes fermentées
- Champignons marinés
- Oignons doux
- Avocat
- Oignons verts tranchés
- Graines de sésame noir
- Concombre
- Des radis
- Coriandre

INSTRUCTIONS:
PRÉPARER LA MAYO ASIATIQUE DOUCE ET ÉPICÉE :
a) Dans un petit bol, préparez un lot de mayonnaise asiatique sucrée et épicée selon la recette fournie. Mettre de côté.

ASSEMBLEZ LE POKE BOWL :
b) Disposez les garnitures facultatives de votre choix dans un bol.
c) Placez le thon de qualité sushi en cubes (du kit Ahi Tuna Poke) sur les ingrédients disposés dans le bol.

d) Verser la sauce mayonnaise asiatique sucrée et épicée sur le dessus du poke bowl.

81. Saumon et Kimchi avec Mayo Poke

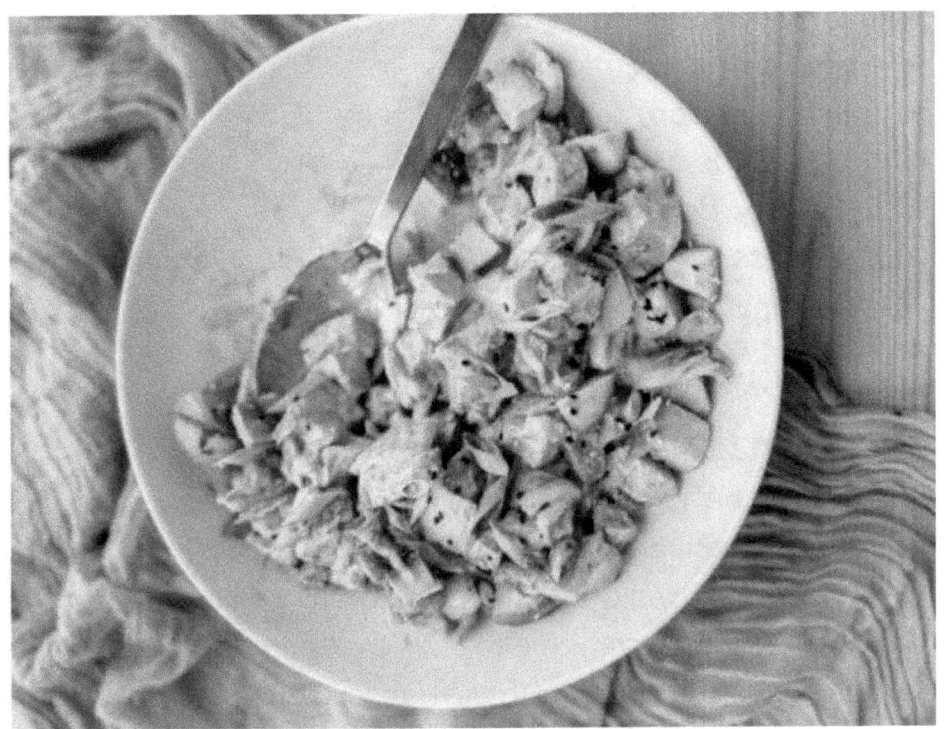

INGRÉDIENTS:

- 2 c. sauce soja
- 1 c. gingembre frais râpé
- 1/2 c. ail finement émincé
- 1 livre. saumon, coupé en morceaux de 3/4 de pouce
- 1 c. huile de sésame grillé
- 1/2 tasse de kimchi haché
- 1/2 tasse d'oignons verts émincés (parties vertes uniquement)
- Sel deux clés

INSTRUCTIONS:

a) Dans un petit bol, mélanger la sauce soja, le gingembre et l'ail. Remuer et laisser le gingembre et l'ail reposer pendant environ 5 minutes pour qu'ils se ramollissent.

b) Dans un bol moyen, mélangez le saumon avec l'huile de sésame jusqu'à ce qu'il soit uniformément enrobé. Cela empêchera l'acidité du kimchi de « cuire » le poisson. Ajouter le mélange de kimchi, d'oignons verts et de sauce soja.

c) Pliez doucement jusqu'à ce que le tout soit bien mélangé. Goûtez et ajoutez du sel au besoin; si votre kimchi est déjà bien assaisonné, vous n'aurez peut-être pas besoin de sel.

d) Servir immédiatement ou couvrir hermétiquement et réfrigérer jusqu'à une journée. Si vous laissez mariner le poke, goûtez-le à nouveau juste avant de servir ; vous devrez peut-être l'assaisonner avec une pincée de sel.

82. Poke au saumon et au kimchi

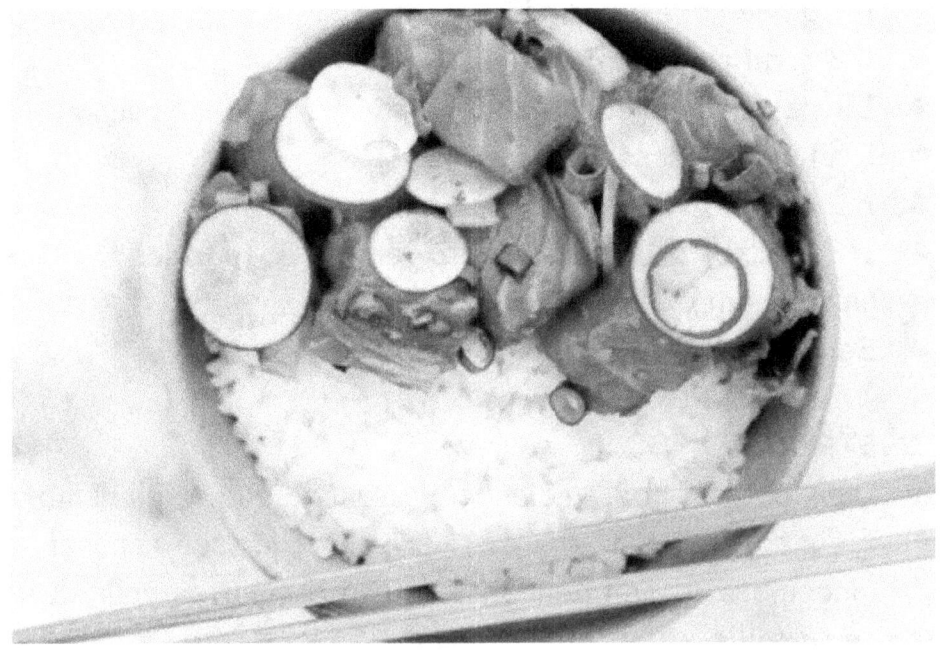

INGRÉDIENTS:

- 2 c. sauce soja
- 1 c. gingembre frais râpé
- 1/2 c. ail finement émincé
- 1 livre. saumon, coupé en morceaux de 3/4 de pouce
- 1 c. huile de sésame grillé
- 1/2 tasse de kimchi haché
- 1/2 tasse d'oignons verts émincés (parties vertes uniquement)
- Sel deux clés

INSTRUCTIONS:

a) Dans un petit bol, mélanger la sauce soja, le gingembre frais râpé et l'ail émincé. Remuer et laisser reposer le gingembre et l'ail pendant environ 5 minutes pour qu'ils se ramollissent.

b) Dans un bol moyen, mélanger le saumon avec l'huile de sésame grillé jusqu'à ce qu'il soit uniformément enrobé. Cela empêche l'acidité du kimchi de « cuire » le poisson.

c) Ajouter le kimchi haché, les oignons verts émincés et le mélange de sauce soja dans le bol de saumon. Pliez doucement jusqu'à ce que le tout soit bien mélangé.

d) Goûtez le poke et ajoutez du sel si nécessaire. Si le kimchi est déjà bien assaisonné, vous n'aurez peut-être pas besoin de sel supplémentaire.

e) Servir immédiatement ou couvrir hermétiquement et réfrigérer jusqu'à une journée. Si vous faites mariner, goûtez à nouveau juste avant de servir et ajustez le sel si nécessaire.

83. Poke Bowls au thon poêlé

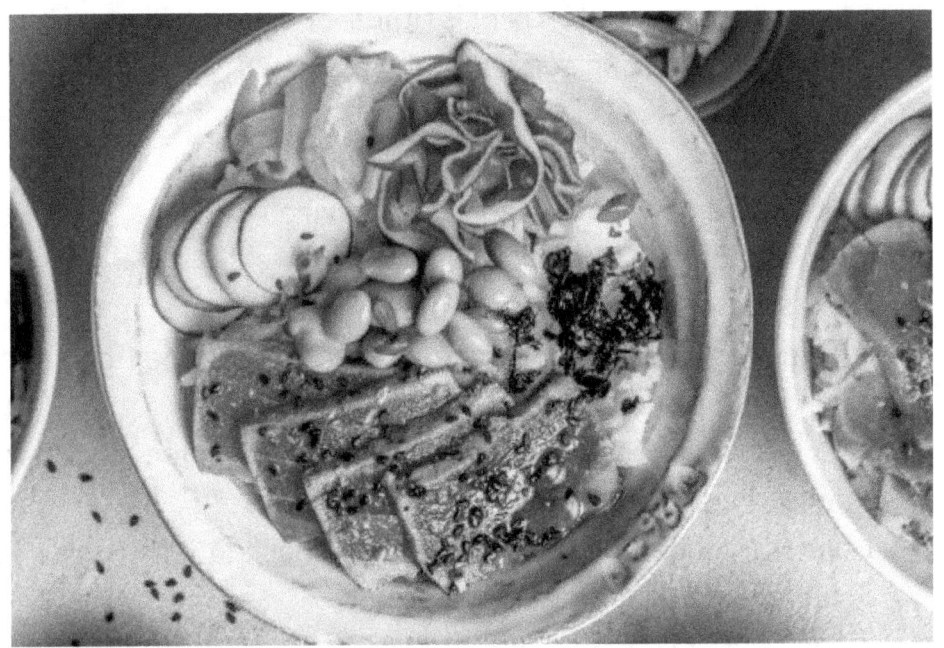

INGRÉDIENTS:
POUR LE POKE
- 1 livre de thon poêlé Irresistibles et Tataki
- Riz blanc cuit pour servir du poke avec

POUR LA MARINADE
- $\frac{1}{4}$ tasse d'oignon doux, tranché finement
- 1 oignon vert, tranché en biais (environ $\frac{1}{4}$ tasse) et plus pour la garniture
- 2 gousses d'ail, hachées
- 2 cuillères à café de graines de sésame noires grillées et un peu plus pour la garniture
- 2 cuillères à café de noix de cajou (grillées et non salées), hachées et grillées
- 1 piment rouge haché et un peu plus pour la garniture
- 3 cuillères à soupe de sauce soja
- 2 cuillères à soupe d'huile de sésame
- 2 cuillères à café de vinaigre de riz
- 1 cuillère à café de jus de citron vert
- 1 cuillère à soupe de sriracha et plus pour servir
- $\frac{1}{4}$ cuillère à café de sel marin
- $\frac{1}{2}$ cuillère à café de flocons de piment rouge (facultatif)

OPTIONS DE GARNITURE SUPPLÉMENTAIRES
- Concombre tranché
- Radis tranchés
- Chou tranché
- Flocons d'algues
- Avocat coupé
- Edamame

INSTRUCTIONS:
a) Mélangez tous les ingrédients de la marinade dans un grand bol, ajoutez les tranches de thon poêlées et mélangez délicatement pour enrober.
b) Couvrir et réfrigérer pendant 10 à 30 minutes.
c) Retirer du réfrigérateur et servir sur un lit de riz blanc avec toutes les garnitures de votre choix et un peu de sauce piquante/sriracha en accompagnement.

BOLS À SUSHI ARC-EN-CIEL

84. Coupes à Sushi Orange

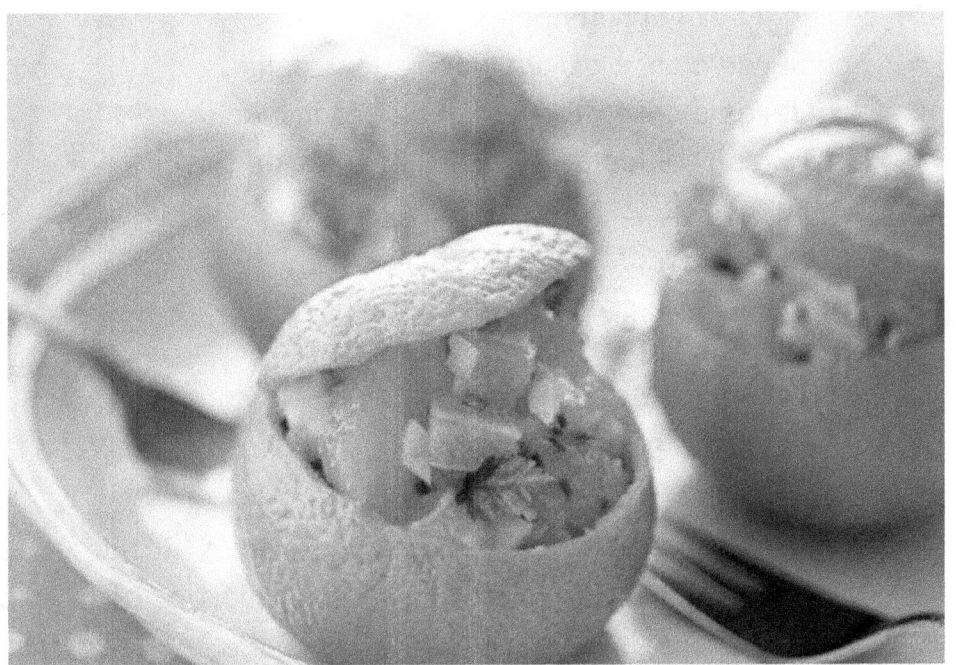

INGRÉDIENTS:
- 1 tasse de riz à sushi traditionnel préparé
- 2 oranges navel sans pépins
- 2 cuillères à café de pâte de prune cueillie
- 2 cuillères à café de graines de sésame grillées
- 4 grandes feuilles de shiso ou feuilles de basilic
- 4 cuillères à café d'oignons verts émincés, parties vertes uniquement
- 4 bâtonnets de crabe imitation, style jeu
- 1 feuille de nori

INSTRUCTIONS:
a) Préparez le riz à sushi.
b) Coupez les oranges en deux sur la largeur. Retirez une petite tranche du bas de chaque moitié afin que chacune repose à plat sur la planche à découper. Utilisez une cuillère pour retirer l'intérieur de chaque moitié. Réservez les jus, la pulpe et les segments pour une autre utilisation telle que la sauce Ponzu.
c) Trempez le bout de vos doigts dans l'eau et mettez environ 2 cuillères à soupe de riz à sushi préparé dans chaque bol orange.
d) Étalez ½ cuillère à café de pâte de prune marinée sur le riz. Ajoutez encore 2 cuillères à soupe de riz dans chacun des bols. Saupoudrer ½ cuillère à café de graines de sésame grillées sur le riz.
e) Rentrez une feuille de shiso dans le coin de chaque bol. Mettez 1 cuillère à café d'oignons verts devant les feuilles de shiso dans chaque bol. Prenez les imitations de bâtonnets de crabe et frottez-les entre vos paumes pour les déchiqueter ou utilisez un couteau pour les

couper en lambeaux. Empilez l'équivalent d'un bâton de crabe sur chaque bol.

f) Pour servir, coupez le nori en lambeaux d'allumettes avec un couteau. Garnir chaque bol avec quelques lambeaux de nori. Servir avec de la sauce soja.

85. Bol de sushi sauté

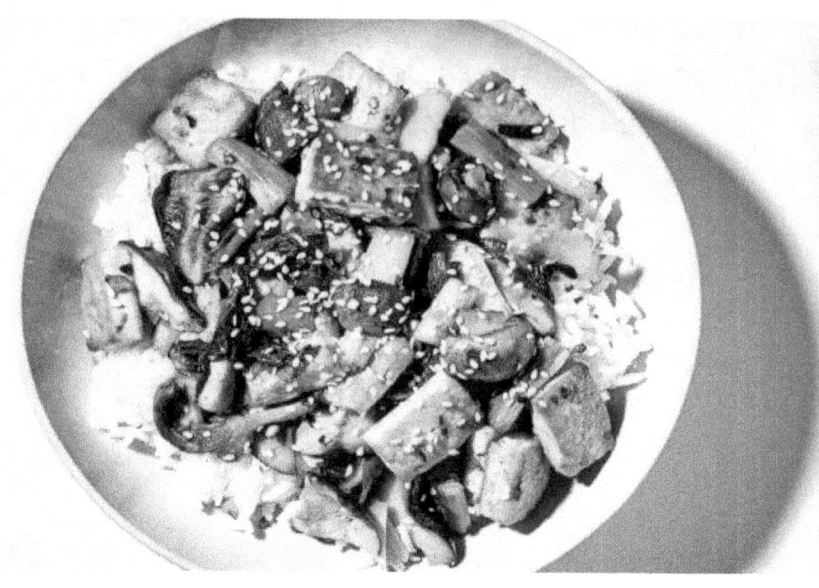

INGRÉDIENTS :

- 1½ tasse de riz à sushi
- 4 grosses feuilles de laitue au beurre
- ½ tasse d'arachides grillées, hachées grossièrement
- 4 cuillères à café d'oignons verts émincés, parties vertes uniquement
- 4 gros champignons shiitake, les tiges retirées et tranchés finement
- Mélange de tofu épicé
- ½ carotte, coupée en spirale ou râpée

INSTRUCTIONS :

a) Préparez le mélange de riz à sushi et de tofu épicé.
b) Disposez les feuilles de laitue au beurre sur un plateau de service.
c) Mélanger le riz à sushi préparé, les cacahuètes grillées, les oignons verts émincés et les tranches de champignons shiitake dans un bol moyen.
d) Répartissez le riz mélangé dans les « bols » de laitue.
e) Emballez délicatement le riz dans le bol de laitue.
f) Répartissez le mélange de tofu épicé entre les bols de laitue.
g) Garnir chacun de quelques tourbillons ou lambeaux de carottes.
h) Servir les bols à sautés avec un peu de sirop de soja sucré.

86. Bol de sushi aux œufs, au fromage et aux haricots verts

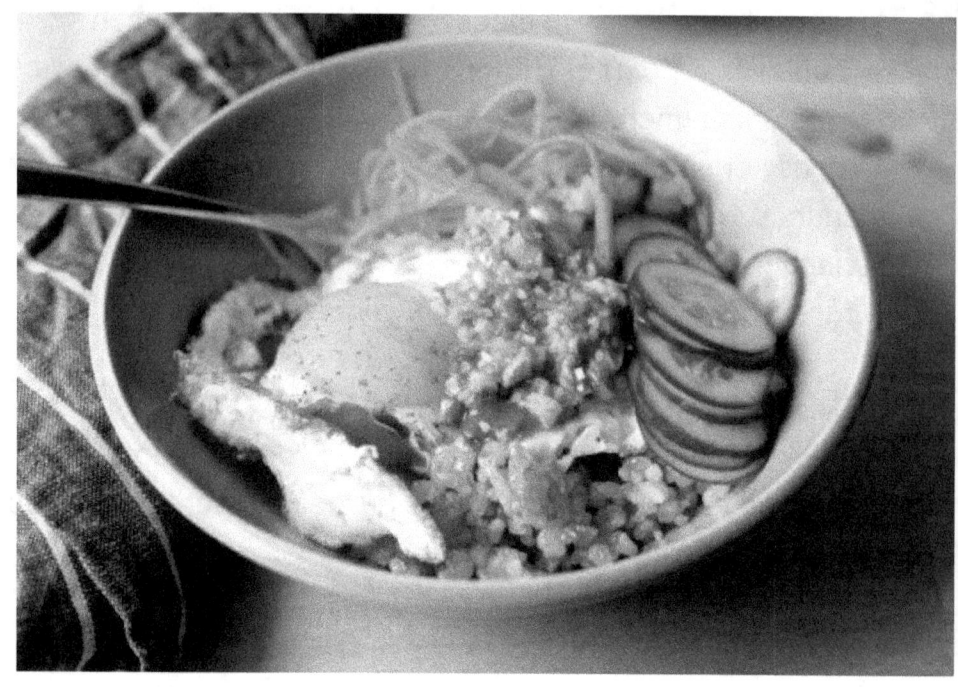

INGRÉDIENTS :

- 1½ tasse de riz à sushi traditionnel préparé
- 10 haricots verts blanchis et coupés en lanières
- 1 feuille d'omelette japonaise, coupée en lambeaux
- 4 cuillères à soupe de fromage de chèvre émietté
- 2 cuillères à café d'oignons verts émincés, parties vertes uniquement

INSTRUCTIONS :

a) Préparez la feuille de riz à sushi et d'omelette japonaise.
b) Mouillez vos doigts avant d'ajouter ¾ tasse de riz à sushi dans chaque bol.
c) Aplatissez délicatement la surface du riz dans chaque bol.
d) Répartissez les haricots verts, les œufs d'omelette râpés et le fromage de chèvre entre les 2 bols selon un motif attrayant.
e) Pour servir, saupoudrez 1 cuillère à café d'oignons verts dans chaque bol.

87. Bol de sushi aux pêches

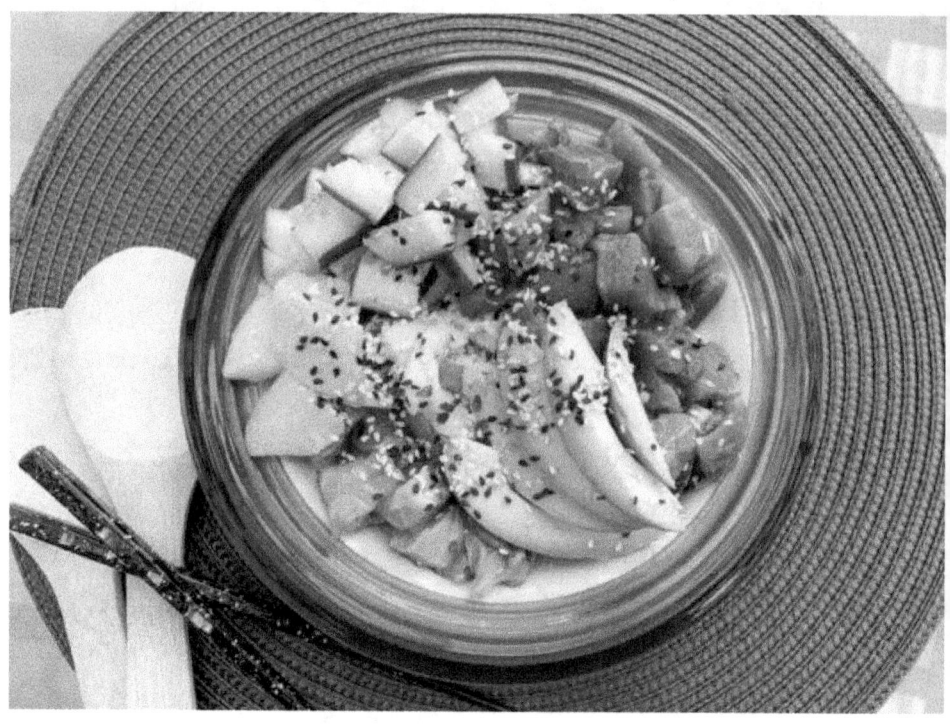

INGRÉDIENTS:

- 2 tasses de riz à sushi traditionnel préparé
- 1 grosse pêche, épépinée et coupée en 12 quartiers
- ½ tasse de riz à sushi Vinaigrette
- ½ cuillère à café de sauce chili à l'ail
- Un peu d'huile de sésame noir
- 1 botte de cresson, tiges épaisses enlevées

GARNITURE OPTIONNELLE

- Avocat
- Saumon
- Thon

INSTRUCTIONS:

a) Préparez le riz à sushi et la vinaigrette supplémentaire pour riz à sushi.

b) Mettez les quartiers de pêches dans un bol moyen. Ajouter la vinaigrette au riz pour sushi, la sauce chili à l'ail et l'huile de sésame noir.

c) Mélangez bien les pêches dans la marinade avant de les recouvrir.

d) Laissez les pêches reposer à température ambiante dans la marinade pendant au moins 30 minutes et jusqu'à 1 heure.

e) Mouillez vos doigts avant de placer ½ tasse de riz à sushi préparé dans chaque bol.

f) Aplatissez délicatement la surface du riz.

g) Répartissez les garnitures uniformément selon un motif attrayant sur le dessus de chaque bol, en laissant 3 tranches de pêche par portion.

h) Servir avec une fourchette et de la sauce soja pour tremper.

88. Bol à Sushi Ratatouille

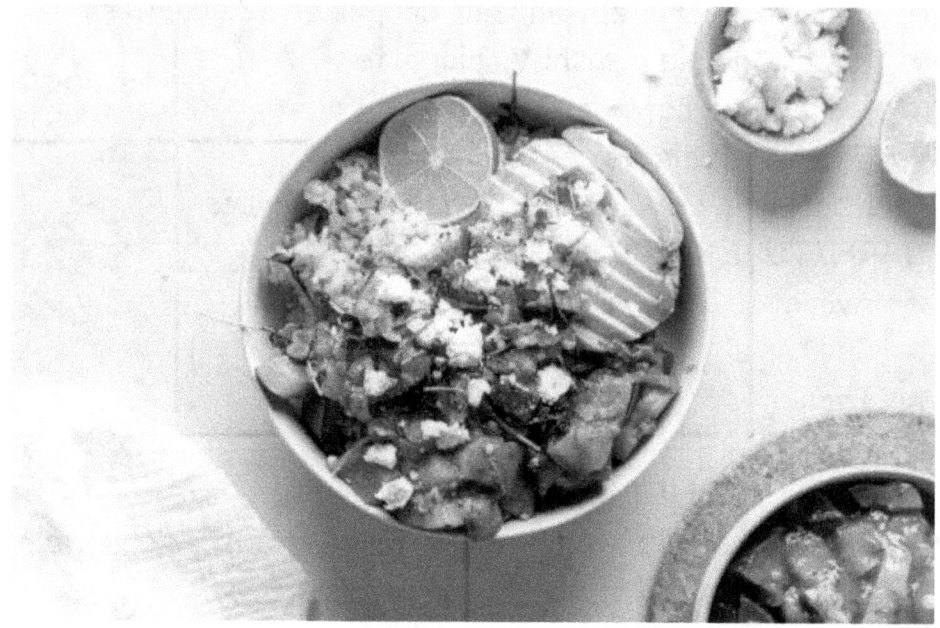

INGRÉDIENTS:
- 2 tasses de riz à sushi traditionnel préparé
- 4 grosses tomates blanchies et pelées
- 1 cuillère à soupe d'oignon vert émincé, parties vertes uniquement
- $\frac{1}{2}$ petite aubergine japonaise rôtie et coupée en petits cubes
- 4 cuillères à soupe d'oignons frits
- 2 cuillères à soupe de vinaigrette aux nouilles au sésame

INSTRUCTIONS:
a) Préparez la vinaigrette au riz pour sushi et aux nouilles au sésame.
b) Mettez le riz à sushi, les oignons verts, les aubergines, les oignons frits et la vinaigrette aux nouilles au sésame dans un bol moyen et mélangez bien.
c) Coupez le dessus de chaque tomate et retirez le milieu.
d) Verser $\frac{1}{2}$ tasse du mélange de riz à sushi mélangé dans chaque bol de tomates.
e) Utilisez le dos de la cuillère pour aplatir délicatement le riz.
f) Servir les bols de tomates avec une fourchette.

89. Bol de sushi au tofu frit croustillant

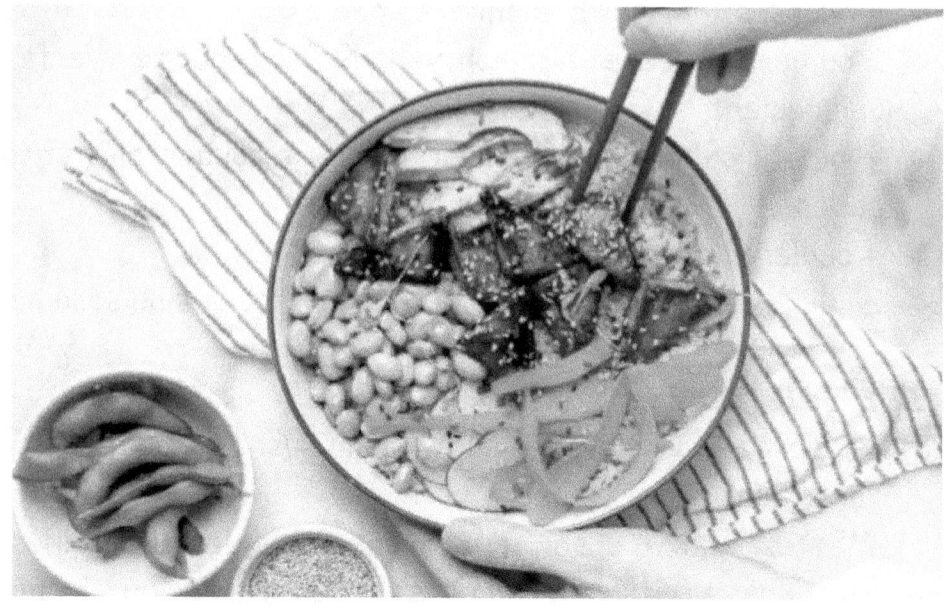

INGRÉDIENTS:
- 4 tasses de riz à sushi traditionnel préparé
- 6 onces de tofu ferme, coupé en tranches épaisses
- 2 cuillères à soupe de fécule de pomme de terre ou de fécule de maïs
- 1 gros blanc d'œuf mélangé à 1 cuillère à café d'eau
- ½ tasse de chapelure
- 1 cuillère à café d'huile de sésame noir
- 1 cuillère à café d'huile de cuisson
- ½ cuillère à café de sel
- Une carotte coupée en 4 allumettes
- ½ avocat, coupé en fines tranches
- 4 cuillères à soupe de grains de maïs, cuits
- 4 cuillères à café d'oignons verts émincés, parties vertes uniquement
- 1 nori, coupé en fines lanières

INSTRUCTIONS:
a) Préparez le riz à sushi.
b) Placez les tranches entre des couches de papier absorbant ou des torchons propres et placez un bol épais dessus.
c) Laissez les tranches de tofu égoutter pendant au moins 10 minutes.
d) Chauffez votre four à 375°F.
e) Draguez les tranches de tofu égouttées dans la fécule de pomme de terre.
f) Mettez les tranches dans le mélange de blancs d'œufs et retournez-les pour bien les enrober.
g) Mélangez le panko, l'huile de sésame noir, le sel et l'huile de cuisson dans un bol moyen.

h) Pressez légèrement un peu du mélange de panko sur chacune des tranches de tofu.
i) Disposez les tranches sur une plaque à pâtisserie recouverte de papier sulfurisé.
j) Enfournez 10 minutes, puis retournez les tranches.
k) Cuire au four encore 10 minutes, ou jusqu'à ce que la couche de panko soit croustillante et dorée.
l) Sortez les tranches du four et laissez-les refroidir légèrement.
m) Rassemblez 4 petits bols de service. Mouillez vos doigts avant d'ajouter $\frac{3}{4}$ tasse de riz à sushi dans chaque bol.
n) Aplatissez délicatement la surface du riz dans chaque bol. Répartissez les tranches de tofu panko dans les 4 bols.
o) Ajouter $\frac{1}{4}$ des allumettes de carottes dans chaque bol.
p) Mettez $\frac{1}{4}$ des tranches d'avocat dans chaque bol. Mettez 1 cuillère à soupe de grains de maïs sur chaque bol.
q) Pour servir, saupoudrer $\frac{1}{4}$ des lanières de nori sur chaque bol. Servir avec du sirop de soja sucré ou de la sauce soja.

90. Bol de Sushi à l'Avocat

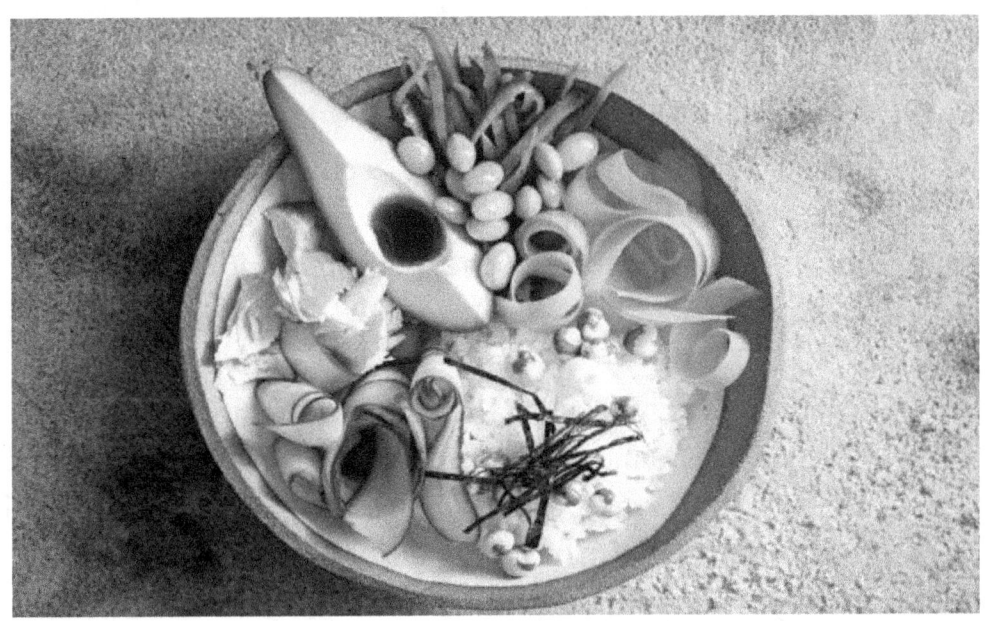

INGRÉDIENTS:

- 1½ tasse de riz à sushi traditionnel préparé
- ¼ petit jicama, pelé et coupé en allumettes
- ½ piment jalapeño, épépiné et haché grossièrement
- Jus de ½ citron vert
- 4 cuillères à soupe de vinaigrette au riz pour sushi
- ¼ d'avocat pelé, épépiné et coupé en fines tranches
- 2 brins de coriandre fraîche, pour la garniture

INSTRUCTIONS:

a) Préparez le riz à sushi et la vinaigrette au riz à sushi.

b) Mélangez les allumettes de jicama, le jalapeño haché, le jus de citron vert et la vinaigrette au riz pour sushi dans un petit bol non métallique. Laissez les saveurs se mélanger pendant au moins 10 minutes.

c) Égoutter le liquide du mélange de jicama.

d) Mouillez vos doigts avant d'ajouter ¾ tasse de riz à sushi dans chaque bol.

e) Aplatissez délicatement la surface du riz.

f) Mettez la moitié du jicama mariné sur chaque bol.

g) Répartissez les tranches d'avocat entre les 2 bols, en les disposant chacune selon un joli motif sur le riz.

h) Pour servir, garnir chaque bol d'un brin de coriandre fraîche et de sauce Ponzu.

BOLS BOUDDHA ARC-EN-CIEL

91. Bols brouillés de tofu et de choux de Bruxelles

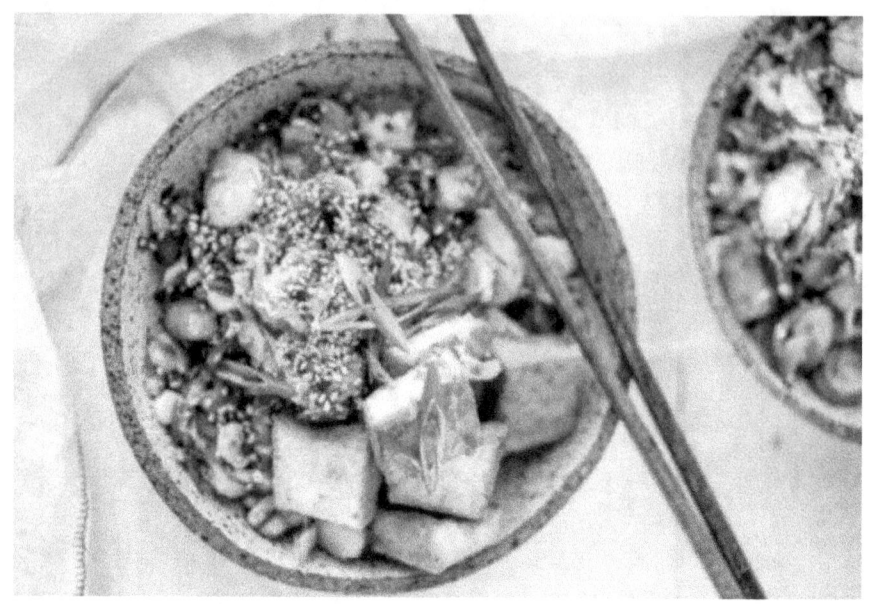

INGRÉDIENTS :

- 2 tasses (140 g) de chou frisé toscan finement râpé
- ½ livre (224 g) de choux de Bruxelles, parés et râpés
- 2½ cuillères à soupe (37 ml) d'huile d'avocat ou d'olive extra vierge, divisées
- Jus d'un ½ citron
- Sel casher et poivre noir fraîchement moulu
- 1 grosse patate douce, coupée en quartiers
- ½ cuillère à café de paprika
- 14 onces (392 g) de tofu extra-ferme, pressé et égoutté
- 3 oignons verts, parties blanches et vertes, tranchés finement
- 2 cuillères à soupe (6 g) de levure nutritionnelle
- 1 cuillère à café (2 g) de curcuma moulu
- ½ cuillère à café de poudre d'ail
- 2 avocats pelés, dénoyautés et tranchés finement
- 1 recette de sauce tahini verte
- Graines de tournesol

INSTRUCTIONS

a) Préchauffer le four à 425°F (220°C, ou thermostat 7).
b) Ajouter le chou frisé et les choux de Bruxelles dans un grand bol. Frotter avec ½ cuillère à soupe (7 ml) d'huile et mélanger avec le jus de citron et une pincée de sel ; mettre de côté.
c) Ajouter les quartiers de pommes de terre sur une plaque à pâtisserie à rebords et mélanger avec 1 cuillère à soupe (15 ml) d'huile, du paprika, du sel et du poivre. Rôtir jusqu'à ce qu'il soit tendre et légèrement

doré, environ 20 minutes, en remuant une fois à mi-cuisson. Pendant ce temps, préparez le tofu.

d) Ajoutez le tofu dans un bol moyen et cassez-le en petits caillés avec une fourchette ou vos doigts. Faites chauffer 1 cuillère à soupe (15 ml) d'huile restante dans une grande poêle à feu moyen-vif. Ajouter les oignons verts et faire revenir jusqu'à ce qu'ils soient tendres et parfumés, environ 2 minutes. Ajouter le tofu et faire revenir 2 minutes. Ajoutez la levure nutritionnelle, le curcuma, la poudre d'ail, le sel et le poivre et remuez jusqu'à ce que le tout soit bien mélangé. Poursuivez la cuisson jusqu'à ce que le tofu soit bien chaud et légèrement doré, 4 à 5 minutes de plus.

e) Pour servir, répartissez le chou frisé et les choux de Bruxelles dans des bols. Garnir de patates douces rôties, de tofu brouillé et d'avocat, puis arroser de sauce tahini verte et saupoudrer de graines de tournesol.

92. Bols niçois de lentilles et saumon fumé

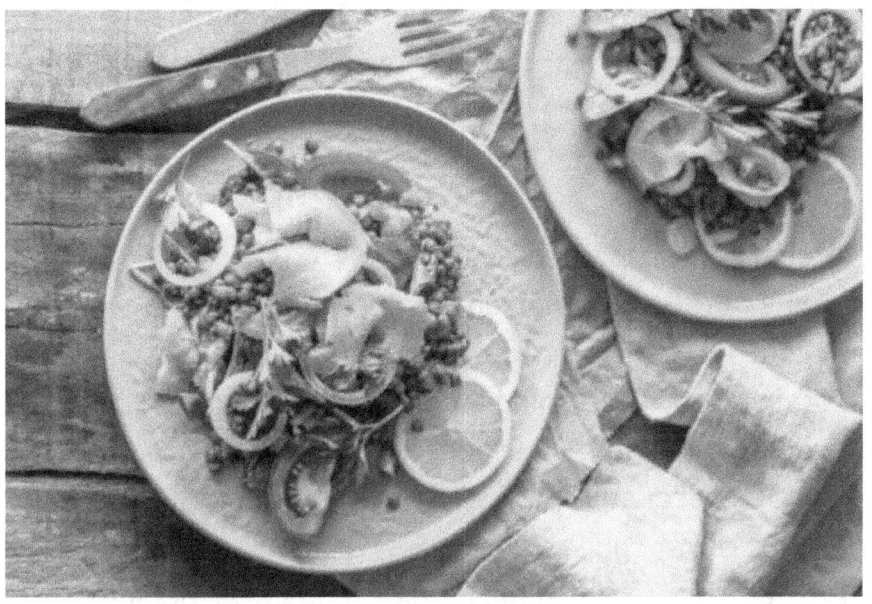

INGRÉDIENTS:

- ¾ tasse (144 g) de lentilles françaises
- Sel casher et poivre noir fraîchement moulu
- 8 pommes de terre rattes, coupées en deux dans le sens de la longueur
- 2 cuillères à soupe (30 ml) d'huile d'avocat ou d'olive extra vierge, divisées
- 1 échalote, coupée en dés
- 6 onces (168 g) de haricots verts, parés
- 2 tasses emballées (40 g) de roquette
- 1 tasse (150 g) de tomates raisins, coupées en deux
- 8 radis, coupés en quartiers
- 1 bulbe de fenouil, paré et tranché finement
- 4 œufs durs, coupés en deux
- 4 onces (115 g) de saumon fumé tranché finement
- 1 recette Vinaigrette au vin blanc et au citron

INSTRUCTIONS

a) Préchauffer le four à 425°F (220°C, ou thermostat 7).
b) Ajoutez les lentilles et une généreuse pincée de sel dans une casserole moyenne et couvrez d'eau sur au moins 2 pouces (5 cm). Porter à ébullition, puis réduire le feu à doux et laisser mijoter jusqu'à tendreté, environ 25 minutes. Égoutter l'excès d'eau.
c) Mélangez les pommes de terre avec 1 cuillère à soupe (15 ml) d'huile, du sel et du poivre. Disposer en une seule couche sur une plaque à pâtisserie à rebords. Rôtir jusqu'à ce qu'il soit tendre et légèrement doré, environ 20 minutes. Mettre de côté.
d) Pendant ce temps, faites chauffer 1 cuillère à soupe (15 ml) d'huile restante dans une poêle à feu moyen. Faire

revenir l'échalote jusqu'à ce qu'elle soit tendre, environ 3 minutes. Ajoutez les haricots verts et assaisonnez de sel et de poivre. Cuire, en remuant de temps en temps, jusqu'à ce qu'il soit juste tendre, environ 5 minutes.

e) Pour servir, répartissez les lentilles et la roquette dans des bols. Garnir de pommes de terre croustillantes, de haricots verts, de tomates, de radis, de fenouil, d'œuf et de saumon fumé. Arroser de vinaigrette au vin blanc et au citron.

93. Bols de saumon fumé et de nouilles soba

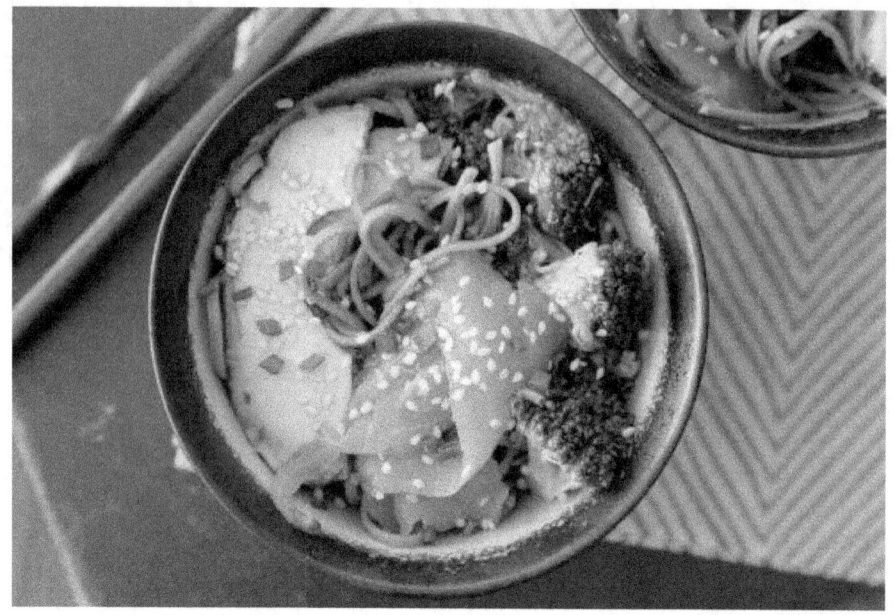

INGRÉDIENTS:

- 4 cuillères à soupe (60 ml) de tamari
- 1 cuillère à soupe (15 ml) de vinaigre de riz
- 1 cuillère à soupe (6 g) de gingembre fraîchement râpé
- 1 cuillère à café (5 ml) d'huile de sésame grillé
- ½ cuillère à café de miel
- 6 onces (168 g) de soba de sarrasin sec
- nouilles
- 1 tasse (120 g) d'edamames décortiqués
- 4 onces (115 g) de saumon fumé tranché finement
- 1 concombre moyen sans pépins, pelé et coupé en julienne
- 1 avocat, pelé, dénoyauté et tranché finement
- Nori râpé
- flocons de piment rouge

INSTRUCTIONS

a) Fouetter le tamari, le vinaigre de riz, le gingembre, l'huile de sésame et le miel dans un petit bol ; mettre de côté.

b) Portez à ébullition une grande casserole d'eau salée. Faites cuire les nouilles soba selon les instructions sur l'emballage. Égoutter les nouilles et rincer abondamment à l'eau froide. Mélangez à nouveau la sauce et mélangez les nouilles avec 1 cuillère à soupe (15 ml) de sauce.

c) Pour servir, répartissez les nouilles soba dans des bols. Garnir d'edamame, de saumon fumé, de concombre et d'avocat. Arroser de sauce et saupoudrer de nori et de flocons de piment rouge.

94. Bols marocains de saumon et de millet

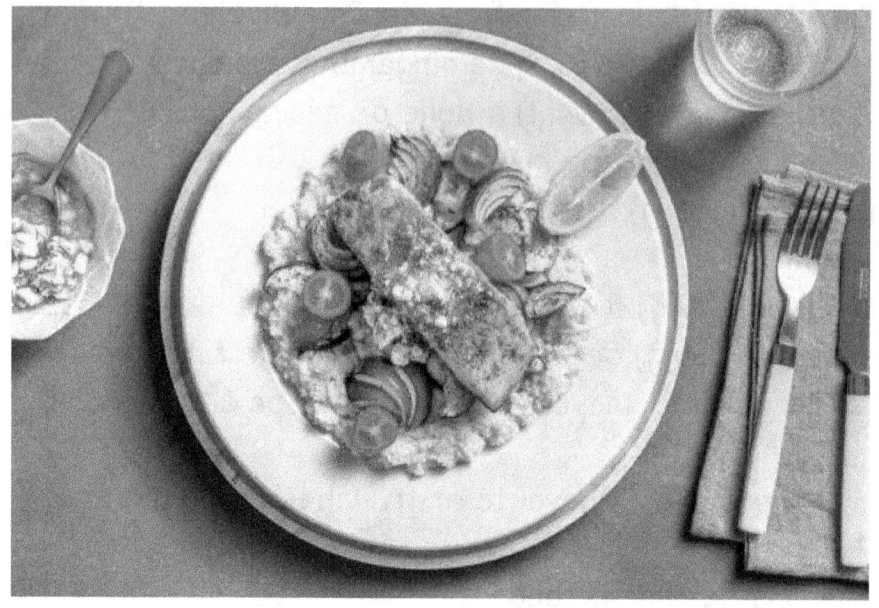

INGRÉDIENTS:

- ¾ tasse (130 g) de millet
- 2 tasses (470 ml) d'eau
- Sel casher et poivre noir fraîchement moulu
- 3 cuillères à soupe (45 ml) d'huile d'avocat ou d'olive extra vierge, divisées
- ½ tasse (75 g) de groseilles séchées
- ¼ tasse (12 g) de menthe fraîche finement hachée
- ¼ tasse (12 g) de persil frais finement haché
- 3 carottes moyennes
- 1½ cuillères à soupe (9 g) de harissa
- 1 cuillère à café (6 g) de miel
- 1 gousse d'ail, hachée
- ½ cuillère à café de cumin moulu
- ½ cuillère à café de cannelle moulue
- 4 filets de saumon (4 à 6 onces, 115 à 168 g)
- ½ concombre anglais moyen, haché
- 2 tasses emballées (40 g) de roquette
- 1 recette Sauce yaourt à la menthe

INSTRUCTIONS

a) Préchauffer le four à 425°F (220°C, ou thermostat 7).
b) Ajouter le millet dans une grande casserole sèche et faire griller à feu moyen jusqu'à ce qu'il soit doré, 4 à 5 minutes. Ajoutez l'eau et une généreuse pincée de sel. L'eau va crépiter mais va se stabiliser rapidement. Porter à ébullition. Réduisez le feu à doux, ajoutez 1 cuillère à soupe (15 ml) d'huile, couvrez et laissez mijoter jusqu'à ce que la majeure partie de l'eau soit absorbée, 15 à 20 minutes. Retirer du feu et cuire à la vapeur dans la casserole pendant 5 minutes. Une fois

refroidi, incorporez les groseilles, la menthe et le persil.

c) Pendant ce temps, épluchez et coupez les carottes en rondelles de ½ pouce (1,3 cm) d'épaisseur. Fouetter ensemble 1½ cuillères à soupe (23 ml) d'huile, la harissa, le miel, l'ail, le sel et le poivre dans un bol moyen. Ajouter les carottes et mélanger. Étaler en couche uniforme sur un côté d'une plaque à pâtisserie à rebords tapissée de papier sulfurisé. Rôtissez les carottes pendant 12 minutes.

d) Fouetter ensemble la ½ cuillère à soupe (7 ml) d'huile restante, le cumin, la cannelle et ½ cuillère à café de sel dans un petit bol. Badigeonner les filets de saumon. Retirez la plaque à pâtisserie du four. Retournez les carottes, puis disposez le saumon de l'autre côté. Rôtir jusqu'à ce que le saumon soit bien cuit et se défasse facilement, 8 à 12 minutes selon l'épaisseur.

e) Pour servir, répartissez le millet aux herbes dans des bols. Garnir d'un filet de saumon, de carottes rôties, de concombre et de roquette, et arroser de sauce au yogourt à la menthe.

95. Bols de curry thaïlandais à la noix de coco

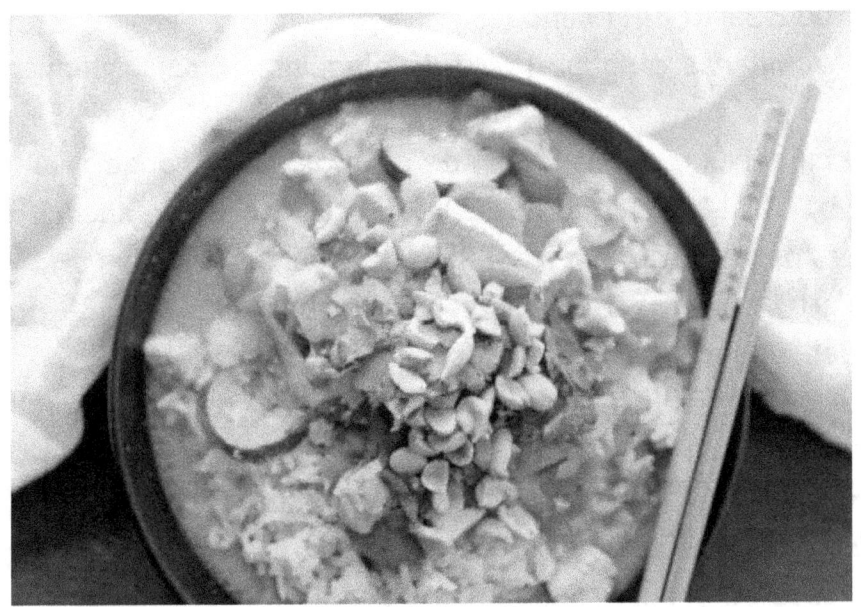

INGRÉDIENTS :

- 1 cuillère à soupe (14 g) d'huile de coco
- 3 gousses d'ail, émincées
- 1½ cuillères à soupe (9 g) de gingembre frais finement haché
- 2 cuillères à soupe (30 g) de pâte de curry rouge thaï
- 1 boîte (14 onces ou 392 g) de lait de coco non sucré
- 1½ tasse (355 ml) de bouillon de légumes
- 1 citron vert, zesté puis coupé en quartiers
- Sel casher et poivre noir fraîchement moulu
- 14 onces (392 g) de tofu extra-ferme, pressé, égoutté et coupé en cubes
- 8 onces (225 g) de haricots verts, parés
- 2 cuillères à café (10 ml) de tamari
- 1 tête de brocoli, coupée en fleurons
- 16 onces (455 g) de nouilles de courgettes
- 1 tasse (70 g) de chou rouge râpé
- Cacahuètes grillées non salées, hachées
- Coriandre fraîche hachée

INSTRUCTIONS

a) Faites chauffer l'huile dans une casserole moyenne à feu moyen. Ajouter l'ail et le gingembre, remuer pour bien enrober et cuire jusqu'à ce qu'ils soient parfumés, environ 30 secondes. Incorporer la pâte de curry et cuire encore 1 minute. Incorporer le lait de coco, le bouillon et le zeste de citron vert, puis assaisonner de sel et de poivre. Portez à ébullition, puis réduisez le feu à doux et laissez mijoter 15 minutes. Incorporer le tofu et les haricots verts et laisser mijoter encore 5

minutes. Retirer du feu, incorporer le tamari et assaisonner au goût.
b) Pendant ce temps, faites cuire le brocoli à la vapeur.
c) Pour servir, répartissez les nouilles de courgettes dans des bols. Garnir de tofu et de haricots verts, de brocoli et de chou. Versez la sauce au curry sur le dessus, saupoudrez de cacahuètes et de coriandre et ajoutez un filet de jus de citron vert.

96. Bols de sushi végétariens

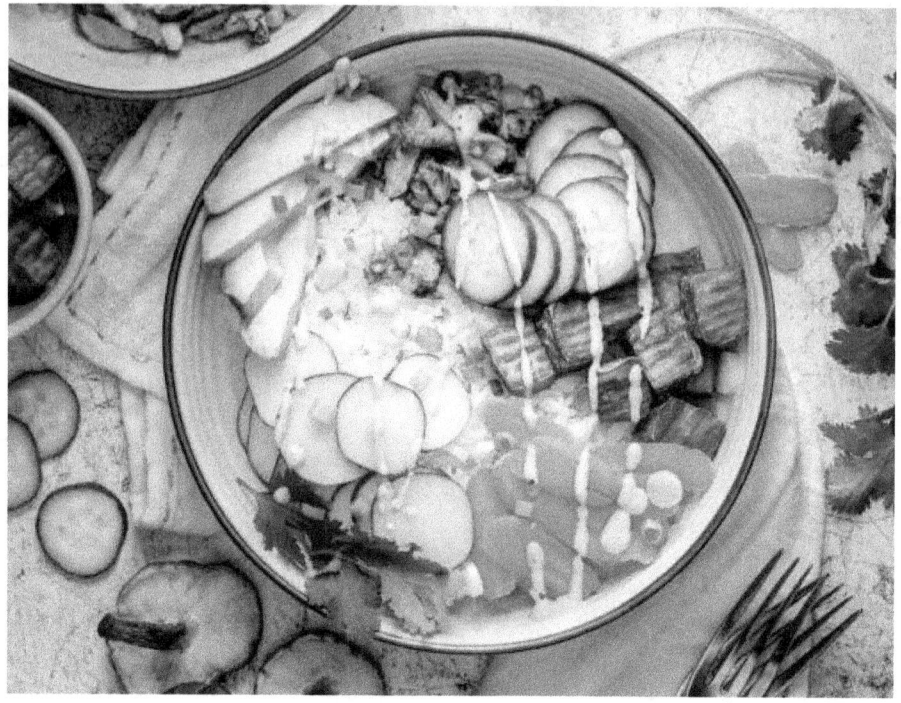

INGRÉDIENTS:
- 1 tasse (165 g) de riz brun
- 2 tasses (470 ml) plus 2 cuillères à soupe (30 ml) d'eau, divisées
- Sel casher et poivre noir fraîchement moulu
- 14 onces (392 g) de tofu extra-ferme, pressé et égoutté
- ¼ tasse (60 ml) de sauce soja
- 2 cuillères à soupe (30 ml) de vinaigre de riz
- 1 cuillère à café (6 g) de miel 2 gousses d'ail hachées
- 2 carottes moyennes, pelées et coupées en rubans
- ½ concombre sans pépins, tranché finement
- 2 avocats pelés, dénoyautés et tranchés finement
- découpé en tranches
- 2 oignons verts, tranchés finement
- Nori râpé
- graines de sésame
- 1 recette de sauce miso-gingembre

INSTRUCTIONS
a) Préchauffer le four à 400°F (200°C, ou thermostat 6).
b) Ajouter le riz, 2 tasses (470 ml) d'eau et une généreuse pincée de sel dans une casserole moyenne et porter à ébullition. Réduire le feu à doux, couvrir et cuire jusqu'à ce que le riz soit tendre, 40 à 45 minutes. Retirez du feu et faites cuire le riz à la vapeur avec le couvercle pendant 10 minutes.
c) Pendant ce temps, coupez le tofu en triangles. Fouetter ensemble la sauce soja, le vinaigre de riz, les 2 cuillères à soupe (30 ml) d'eau restantes, le miel et l'ail dans un

récipient peu profond. Ajouter le tofu, mélanger délicatement et laisser mariner au moins 10 minutes.
d) Disposez le tofu en une seule couche sur une plaque à pâtisserie à rebords et jetez le reste de la marinade. Cuire jusqu'à ce que le fond du tofu soit légèrement doré, environ 12 minutes. Retournez le tofu et laissez cuire encore 12 minutes.
e) Pour servir, répartissez le riz dans les bols. Garnir de tofu, de carottes, de concombre et d'avocat. Garnir d'oignons verts, de nori et de graines de sésame et arroser de sauce miso-gingembre.

97. Bols puissants de falafel au chou-fleur

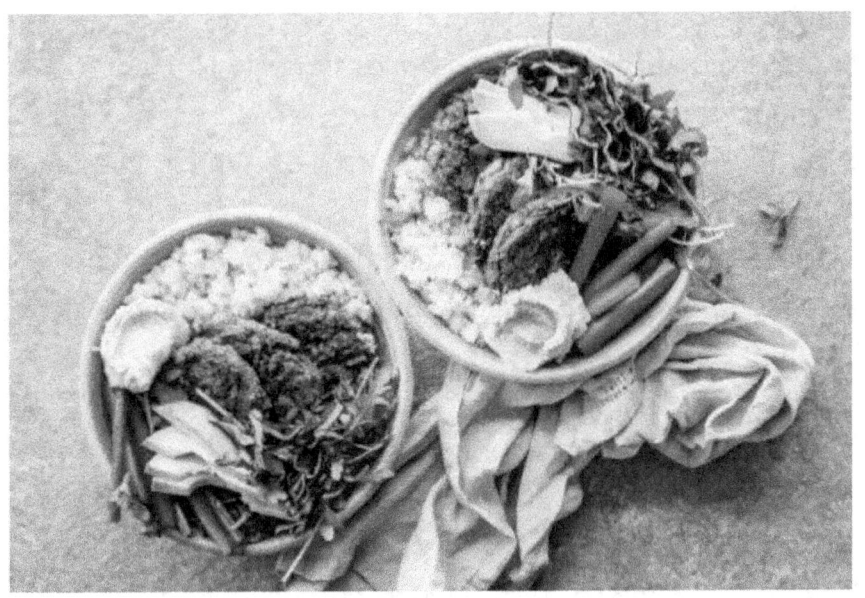

INGRÉDIENTS :

- 3 tasses ou 2 boîtes (15 onces ou 420 g) de pois chiches, égouttés et rincés
- 1 petit oignon rouge, haché grossièrement
- 2 gousses d'ail
- 2 cuillères à soupe (30 ml) de jus de citron fraîchement pressé
- ½ tasse emballée (24 g) de feuilles de persil frais
- ½ tasse emballée (8 g) de feuilles de coriandre fraîches
- 2 cuillères à café (4 g) de cumin moulu
- 1 cuillère à café (2 g) de coriandre moulue
- $1/8$ cuillère à café de poivre de Cayenne
- Sel casher et poivre noir fraîchement moulu
- 3 cuillères à soupe (24 g) de farine tout usage
- 1 cuillère à café (5 g) de levure chimique
- 1 cuillère à soupe (15 ml) d'huile d'avocat ou d'olive extra vierge
- 16 onces (455 g) de chou-fleur en riz
- 2 cuillères à café (4 g) de zaatar
- 2 tasses emballées (40 g) de roquette
- 1 poivron rouge moyen, épépiné et haché
- 2 avocats pelés, dénoyautés et coupés en dés
- Choucroute de chou rouge ou de betterave
- Hoummous

INSTRUCTIONS

a) Si vous utilisez des haricots secs, ajoutez les pois chiches dans un bol moyen et couvrez d'eau sur au moins 1 pouce (2,5 cm). Laissez-les reposer, à découvert, à température ambiante pendant 24 heures.
b) Préchauffer le four à 375°F (190°C, ou thermostat 5).

c) Ajoutez les pois chiches égouttés, l'oignon, l'ail, le jus de citron, le persil, la coriandre, le cumin, la coriandre, le poivre de Cayenne, 1 cuillère à café (6 g) de sel et $\frac{1}{4}$ de cuillère à café de poivre dans le bol d'un robot culinaire. Pulsez environ 10 fois jusqu'à ce que les pois chiches soient hachés. Raclez les parois du bol, ajoutez la farine et la levure chimique et mélangez jusqu'à ce que le mélange soit bien mélangé.

d) Prélevez environ 2 cuillères à soupe du mélange et roulez-le en boule dans la paume de vos mains. Transférer sur une plaque à pâtisserie légèrement graissée et utiliser une spatule pour aplatir en un disque de $\frac{1}{2}$ pouce (1,3 cm) d'épaisseur. Répétez avec le reste du mélange.

e) Cuire les falafels jusqu'à ce qu'ils soient bien cuits et tendres, 25 à 30 minutes, en les retournant une fois à mi-cuisson.

f) Faites chauffer l'huile dans une grande poêle à feu moyen. Ajoutez le chou-fleur en riz, le za'atar, le sel et le poivre et mélangez. Cuire, en remuant de temps en temps, jusqu'à ce que le chou-fleur soit légèrement ramolli, environ 3 minutes.

g) Pour servir, répartissez le riz au chou-fleur et la roquette dans des bols. Garnir de galettes de falafel, de poivron, d'avocat, de choucroute et d'une boule de houmous.

98. Bols de haricots noirs et chorizo

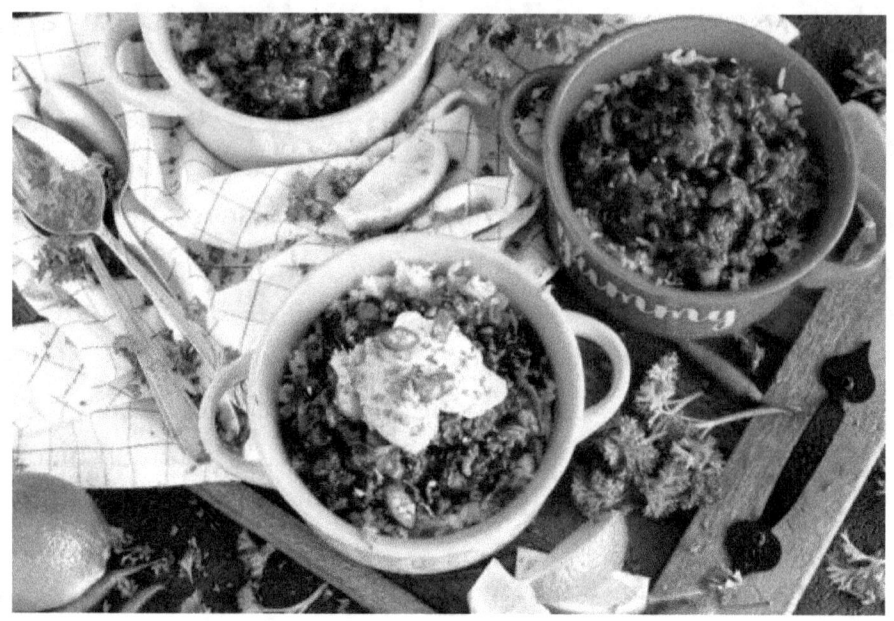

INGRÉDIENTS:

- 3 tasses (90 g) de bébés épinards
- 2 cuillères à soupe (30 ml) d'huile d'avocat ou d'olive extra vierge, divisées
- 8 onces (225 g) de chou-fleur en riz
- Sel casher et poivre noir fraîchement moulu
- ¼ tasse (4 g) de coriandre fraîche finement hachée, et un peu plus pour la garniture
- 8 onces (225 g) de chorizo mexicain ou
- soyrizo, boyaux retirés
- 4 gros œufs
- 1 tasse (200 g) de haricots noirs, égouttés et rincés
- salsa
- ½ tasse (120 ml) de sauce à l'avocat
- Répartissez les épinards dans les bols.

INSTRUCTIONS

a) Faites chauffer 1 cuillère à soupe (15 ml) d'huile dans une grande poêle à feu moyen. Ajouter le chou-fleur en riz et assaisonner de sel et de poivre. Cuire, en remuant de temps en temps, jusqu'à ce que le chou-fleur soit bien chaud et légèrement ramolli, environ 3 minutes. Retirer du feu et incorporer la coriandre. Répartir dans les bols. Essuyez la poêle.

b) Faites chauffer 1 cuillère à soupe (15 ml) d'huile restante dans la même poêle à feu moyen. Ajoutez le chorizo. Cuire en brisant la viande avec une cuillère en bois jusqu'à ce qu'elle soit bien cuite et bien dorée, 6 à 8 minutes. Utilisez une écumoire pour transférer le chorizo dans une assiette tapissée de papier absorbant.

c) Réduisez le feu à doux et faites revenir les œufs dans la même poêle.
d) Pour servir, garnissez les bols de chorizo, d'œuf, de haricots noirs et de salsa.
e) Arroser de sauce à l'avocat et saupoudrer de coriandre supplémentaire.

99. Bols de petit-déjeuner congee à la mijoteuse

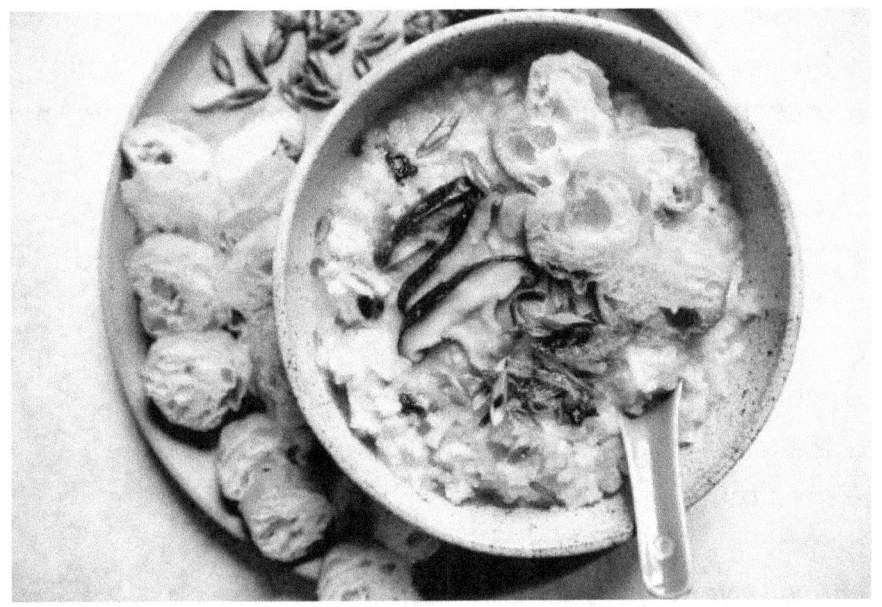

INGRÉDIENTS:

- ¾ tasse (125 g) de riz au jasmin
- 4 tasses (940 ml) d'eau
- 3 tasses (705 ml) de bouillon de légumes ou de poulet
- Morceau de 1 pouce (2,5 cm) de gingembre frais, pelé et tranché finement
- Sel casher et poivre noir fraîchement moulu
- 3 cuillères à soupe (45 ml) d'huile d'avocat ou d'olive extra vierge, divisées
- 6 onces (168 g) de champignons, de préférence cremini ou shiitake, tranchés
- 6 tasses (180 g) de bébés épinards
- 4 gros œufs
- Kimchi
- Oignons verts, tranchés finement

INSTRUCTIONS

a) Ajoutez le riz, l'eau, le bouillon, le gingembre et 1 cuillère à café (6 g) de sel dans une mijoteuse de 3½ pintes (3,2 L) ou plus et mélangez. Couvrir, régler à feu doux et cuire jusqu'à ce que le riz soit décomposé et crémeux, environ 8 heures.

b) Retirez et jetez le gingembre. Remuer en raclant les côtés et le fond de la mijoteuse. Répartissez le congee dans des bols.

c) Faites chauffer 1 cuillère à soupe (15 ml) d'huile dans une grande poêle à feu moyen-vif. Ajouter les champignons, assaisonner de sel et de poivre et faire revenir jusqu'à ce qu'ils soient tendres, environ 5 minutes. Verser sur le congee.

d) Faites chauffer 1 cuillère à soupe (15 ml) d'huile dans la même poêle à feu moyen. Ajouter les épinards et cuire, en remuant de temps en temps, jusqu'à ce qu'ils soient juste fanés, environ 2 minutes. Répartissez les épinards dans les bols.

e) Faites chauffer la cuillère à soupe (15 ml) d'huile restante dans la même poêle et faites frire les œufs.

f) Ajouter les œufs dans les bols de congee et garnir de kimchi et d'oignons verts.

100. Bols de petit-déjeuner au sarrasin et aux haricots noirs

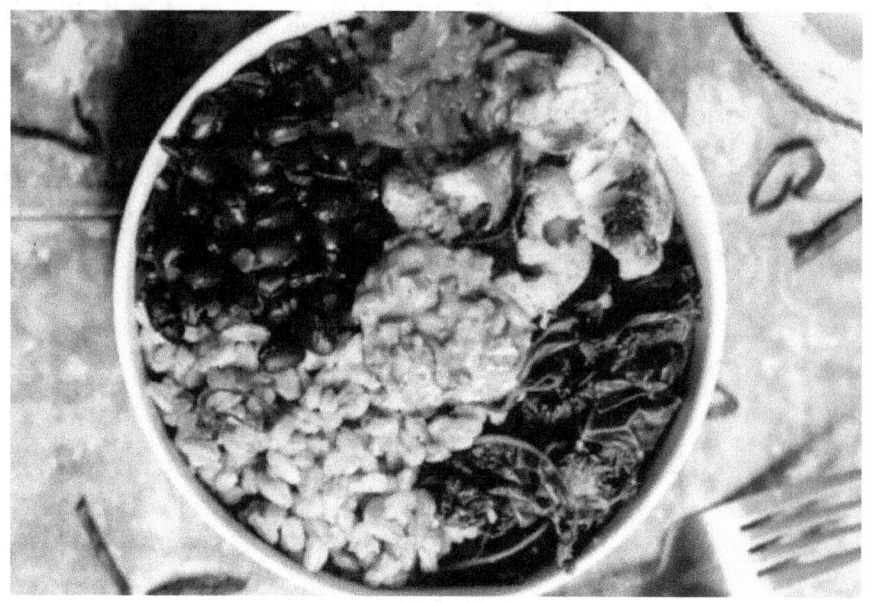

INGRÉDIENTS:

- ¾ tasse (125 g) de sarrasin kasha
- 1 1/3 tasses (315 ml) d'eau
- ½ cuillère à soupe (7 g) de beurre non salé
- Sel casher et poivre noir fraîchement moulu
- 4 tasses (520 g) de chou frisé cuit à la vapeur
- 1½ tasse (300 g) ou 1 (15 onces ou 420 g) boîte de haricots noirs, égouttés et rincés
- 4 œufs durs
- 2 avocats pelés, dénoyautés et écrasés
- 1 radis pastèque, tranché finement
- Feta émiettée
- 1 recette de sauce miso-gingembre
- graines de sésame
- piment d'Alep

INSTRUCTIONS

a) Mélangez le sarrasin, l'eau, le beurre et une généreuse pincée de sel dans une casserole moyenne. Porter à ébullition, puis réduire le feu à doux, couvrir et laisser mijoter jusqu'à tendreté, 15 à 20 minutes.

b) Pour servir, répartissez le sarrasin dans des bols. Garnir de chou frisé cuit à la vapeur, de haricots, d'œuf dur tranché, d'avocat, de radis et de feta. Arroser de sauce miso-gingembre et saupoudrer de graines de sésame et de piment d'Alep.

CONCLUSION

Alors que nous concluons notre voyage à travers « Les Rainbow Bowls of Joy », j'espère que votre cuisine est devenue un havre de couleur, de saveur et de nourriture. Ce livre de recettes n'est pas seulement un recueil de recettes ; c'est une célébration de la joie que l'on ressent en savourant des repas sains et délicieux qui contribuent à une vie plus saine et plus dynamique.

Merci de vous joindre à moi dans cette exploration des saveurs, des couleurs et de la joie que procure le fait de nourrir votre corps. Puissent ces bols devenir un incontournable de votre répertoire culinaire, apportant non seulement de la nutrition mais aussi une sensation de plaisir à vos repas quotidiens.

En savourant les dernières cuillerées de ces bols, vous vous rappellerez peut-être que la joie peut être trouvée dans chaque bouchée et que le bien-être est un voyage qui commence par les choix que nous faisons dans nos cuisines. Place au bonheur de nourrir votre corps, un bol coloré à la fois. Manger heureux et sain !